·大国医用药心法丛书·

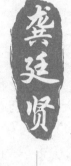

龚廷贤

治脾胃病

U0130047

李成文 刘桂荣◎总主编

胡素敏 肖茜琼◎主编

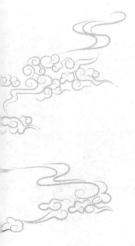

中国健康传媒集团

中国医药科技出版社

内容提要

　　本书以龚廷贤脾胃病辨治方药及医案为核心，以病为纲，以方为目，将龚廷贤治脾胃病方药、医论、医案系统整理并予以分类，总结了龚氏治脾胃病方药的功效、用法、主治，原汁原味地反映出龚氏治疗脾胃病特色，对临床治疗脾胃病提供思路。本书适用于中医临床医生、中医药院校师生及中医爱好者阅读。

图书在版编目（CIP）数据

　　龚廷贤治脾胃病/胡素敏，肖茜琼主编 . —北京：中国医药科技出版社，2021. 12

　　（大国医用药心法丛书）

　　ISBN 978 - 7 - 5214 - 2867 - 4

　　Ⅰ . ①龚… 　Ⅱ . ①胡… ②肖… 　Ⅲ . ①脾胃病 - 中药疗法 　Ⅳ .①R256. 3

　　中国版本图书馆 CIP 数据核字（2021）第 251390 号

美术编辑　　陈君杞
版式设计　　友全图文

出版　**中国健康传媒集团** | 中国医药科技出版社
地址　北京市海淀区文慧园北路甲 22 号
邮编　100082
电话　发行：010 - 62227427　邮购：010 - 62236938
网址　www. cmstp. com
规格　880 × 1230mm $\frac{1}{32}$
印张　5 $\frac{3}{4}$
字数　164 千字
版次　2021 年 12 月第 1 版
印次　2021 年 12 月第 1 次印刷
印刷　三河市万龙印装有限公司
经销　全国各地新华书店
书号　ISBN 978 - 7 - 5214 - 2867 - 4
定价　**28. 00 元**

获取新书信息、投稿、为图书纠错，请扫码联系我们。

《大国医用药心法丛书》

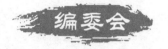

编委会

总主编　李成文　刘桂荣

编　委　（按姓氏笔画排序）

　　　　李　萍　李成年　杨云松

　　　　谷建军　胡方林　胡素敏

　　　　戴　铭

《龚廷贤治脾胃病》
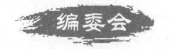
编委会

主　编　胡素敏　肖茜琼
编　委（按姓氏笔画排序）
　　　　朱颖涛　肖茜琼　胡　识
　　　　胡素敏　段淦彬　陶晓雅

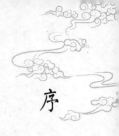

序

中医药是中华民族优秀文化的瑰宝，千年来赓续不绝，不断发扬光大，一直护佑着中国人民的健康，庇佑中华民族生生不息，并在世界范围内产生着越来越大的影响力和吸引力。中医药在数千年的发展中，涌现出众多的医家。正是这一代代苍生大医，使得中医药学世代传承，汇成了川流不息的文化长河，为中华民族的繁衍和百姓的健康提供了保障，功不可没。历史长河中的名家圣手，穷尽一生的努力，留下了毕生心血实践的理论及光辉的著作，不仅是中华民族更是全人类的宝贵财富。以四大经典为代表的典籍为中医理论体系奠定了基础，历代医家不断研究和阐发，使之不断充实、提高、发展。他们以继承不泥古、发扬不离宗的精神繁荣着中医学。当前，中医药发展虽然面临"天时、地利、人和"的大好局面，但我们对于中医理论的系统学习和创新研究还很迟缓，远未满足中医药事业发展的需要，以及社会进步和人民群众的需求。如何按照中医药自身发展的规律来加快理论创新，促进学术进步，是我们这一代中医学者面临的艰巨任务。历代前贤已经积累了丰富而实用的学术理论和实践经验，并形成了独到的临床诊疗技艺，但却还没有得到很好的传承，继承不足，创新也就缺乏动力，制约着中医药事业的持续健康发展。

幸运的是，我们党和政府高度重视中医药工作，特别是党的十八大以来，以习近平同志为核心的党中央把中医药工作摆在更加突出的位置，出台了一系列推进中医药事业发展的重要政策和措施，中医药改革发展取得显著成绩。在抗击新冠肺炎疫情过程中，中医药的应用取得了令人信服的成效，中医药方案具有独特性、可及性、社会性、安全性、经济性、多样性六大优势，获得了社会各界的普遍认可。古老的中医药历久弥新，正在被越来越多的人所接受。

《"健康中国2030"规划纲要》提出，实施中医药传承创新工程，重视中医药经典医籍研读及挖掘，全面系统继承历代各家学术理论、流派及学说，不断弘扬当代名老中医药专家学术思想和临床诊疗经验，挖掘民间诊疗技术和方药，推进中医药文化传承与发展。这也是本丛书策划出版的初心和宗旨。

本丛书精选了自金元时期至清代共10位杰出医家，系统整理了他们独特的方药应用和临证经验。这些医家皆为应用方药具有代表性或学术特色突出的医家，论治疾病经验丰富，常于平淡之中见神奇，论述平实且切合临床实际；其所记录医案众多而真实，其治法方药均可师可法，治疗思路颇具启发性。

本次整理研究，是在反复阅读原著、把握全局的基础上，对医家的学术经验进行了全面探讨，尽量反映其临证思维方法，还原其用药思路、方法和规律，全书收罗广博、条分缕析，详略适中，有利于读者掌握医家应用方药的原理及临床运用规律，以适应当前临床实际的需要。

丛书内容完全出自医家原著，最大限度地反映医家本人的经验论述，不添加任何现代人的观点和评价，希望读者读来能有原汁原味、酣畅淋漓的感觉。另外，凡入药成分涉及国家禁猎和保护动物的（如犀角、虎骨等），为保持古籍原貌，原则上不改。但在临床运用时，应使用相关替代品。

本丛书的参编涉及全国多所高等中医院校及医疗机构的多位专家、学者。全体作者历时5年，怀着对中医药事业的赤子之心，在中医药传承道路上，默默奉献，以实际行动切实履行了"继承好、发展好、利用好"中医药学术的重大使命。

希望丛书能成为中医药院校在校学生和中医、中西医结合医生的良师益友；成为医疗、教学、科研机构及各图书馆的永久珍藏。

由于种种原因，丛书难免有疏漏之处，敬请读者不吝批评指正，以利于本书修订和完善。

在此衷心感谢中国医药科技出版社的大力支持！

丛书编委会
2021年9月

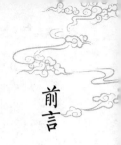

龚廷贤（1522～1619年），字子才，号云林，江西金溪人，明代著名医家。龚氏出身世医之家，幼即留意岐黄，随父学医，并访贤寻师，博采众长，善于总结经验，著书立说，将平生所治疑难杂症之所获，分门别类，编纂成册。代表著作有《万病回春》（1587年）、《寿世保元》（1615年），还有《种杏仙方》（1581年）、《云林神彀》（1591年）、《鲁府禁方》（1594年）、《小儿推拿秘旨》（1604年）、《济世全书》（1616年）以及续编了其父龚信的《古今医鉴》（1576年）。

《万病回春》《寿世保元》两书是综合性医学著作，重点分述临床各科100多种病症的证治方药，有的还附有医案。《种杏仙方》则是作者集录简便验方而写成，书中所选药多是一二味易得之物，按病症分类汇集内、外、妇、儿各科用方，在《自序》中，龚氏将这些以廉、便、验为特点的小方剂归于"王道"之列，给予高度重视。《云林神彀》列各科病症证治，多编成歌诀，论述简明，选方颇多，有一部分内府秘方，是一部综合性医书。《鲁府禁方》则是龚氏根据明宗室鲁王府所集录之秘验方收集整理而成，所载大量丸、散、膏、丹、汤剂诸方，治症涉及临床各科百余种病症。《济世全书》为龚氏晚期总结性临证著作。本书系在龚氏《古今医鉴》《种杏仙方》《万病回春》《云林神彀》《鲁府禁方》《寿世保元》等书基础上，择简切精当者而成，以为济世之用，故命其书名。

龚廷贤医学著作内容基本上包括内、外、妇、儿各科病症，按病症详述症状表现、病因病机、治则治法及方药等，还有少量记录其临证精华的医案夹杂其中。龚氏重视理论，阐发配伍，详述医案，活用经方，化裁古方，创制新方，辨证论治和辨病用药完美结合，对后世产生了较大的影响。龚氏医案一般采用方中夹案、病中夹案、论中夹案、方后附案、病后附案、论后附案、案中论方、案中论病、案中论理、方中论病、方中论理、方中论药、论中论方、论中论理、论中论病等编写方法，内容丰富，富有特色，具有很好的临证指导价值。

本书以脾胃病症辨治方药及医案为核心，对龚廷贤医学著作原著进行系统整理，希望通过这种重构类编性质的编排方式，一方面帮助读者对龚廷贤学术思想和临证特色有一个清晰、系统、全面的认识；另一方面帮助学生和广大中医爱好者学习和掌握龚氏脾胃病临证用药特色。

本书遵从以经解经之方式，内容完全出自原著，最大限度地反映龚廷贤本人的经验与特色，不添加任何其他人的观点和评价，希望读者能有原汁原味之感觉。另外，凡入药成分涉及国家禁猎和保护动物的（如犀角、虎骨等），为保持古籍原貌，原则上不改。但在临床运用时，应使用相应的替代品。

本书总结方药功效、配伍特点，汇录方剂，集腋医案，以病为纲，以方为目，涵盖中医脾胃疾病17症（其中，郁证与脾胃关系较大，亦纳入）。本书较系统整理了龚廷贤脾胃病临证特色和经验，对于进一步挖掘中医经典，提高临证能力，培养中医思维，创新中医理论具有重要的现实意义。

承蒙中国医药科技出版社、中华中医药学会名医学术思想研究分会的大力支持，本书得以顺利付梓。

限于作者水平，不当之处，敬请斧正。

编者
2020 年 12 月

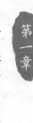

龚廷贤治疗脾胃病思想及用药思路

第一章

一、 生理病理

（一）脾胃生理

龚氏认为"古今论脾胃及内外伤辨，惟东垣老人用心矣，但繁文衍义，卒难措用"。龚氏传承创新，倡李杲脾胃学说并有发挥，认为脾胃为五脏之化源，精气之枢纽。他在《寿世保元·卷一·脾胃论》中提出："脾胃者……属土以滋众脏，安谷以济百骸。"在《寿世保元·卷二·内伤》又提出："人之一身，以脾胃为主……脾胃既虚，四脏俱无生气……盖脾土一伤，则不能生肺金，金衰不能生水，是肾绝生气之源，则肾水枯竭而根本坏矣。其余诸脏者，皆失相生之义，则次第而衰惫焉。"

（二）病因病机

龚氏关于脾胃病的病因主要是从劳倦过度、思欲过度、饮食失节等方面进行阐述。他在《寿世保元·卷一·脾胃论》中提出脾胃病病因常见有三个方面，"盖内伤之要，有三致焉"：一为劳倦伤脾，脾失健运，气血生化无源，因而气血不足；二为思欲伤脾，多见富贵之患，饮食厚味，生痰阻膈，加上纵欲伤肾，耗气伤精，多出现肺脾两虚或脾肾两虚之证；三为饮食自倍，肠胃受伤，多见劳力之患。

二、辨证论治

龚氏根据脾胃病病因病机特点，将脾胃病辨证为虚、实、寒、热等进行治疗。倡导虚者补之，滞者通之，寒者温之，热者清之。

（一）虚者补之

虚证多见脾气虚、胃阴虚、心脾两虚、肺脾气虚、脾肾阳虚等证，龚氏在《寿世保元·内伤》中指出内伤之证，可采用温之、补之、调之、养之等方法，这些方法在临床应用基本为补法。常用方剂有补中益气汤、十全大补汤、补气汤、参芪汤、益气丸、补胃汤、参苓白术散、六味丸、八味丸、云林润身丸、阳春白雪糕、参术调元膏、补真膏、参术膏等。如补益脾胃多用补中益气汤；补益气血多用十全大补汤；补益脾肾多用补中益气汤合六味丸、八味丸；病后脾胃虚弱而多食伤胃，宜参苓白术散补养；房劳过度致肾阳衰惫，脾胃虚寒，中州脾土不运者，当服八味丸补火生土；久泻倦怠食少，用除湿健脾汤等。此外，龚氏还创制了一些补养脾胃的膏方，如阳春白雪糕主治虚劳瘦怯；补真膏大补真元；参术膏主治肌肉瘦削，饮食不进。还有白雪糕用于内伤并虚劳泄泻者，宜当饭食之。九仙王道糕常用健脾胃，养精神。调和大补羹用于调理脾胃，饮食不消。

（二）滞者通之

所谓滞者主要指气滞、痰阻、食滞、血瘀等证，常用方法有理气化痰、顺气开郁、和胃消食、活血化瘀等。如由于饮食不节，恣食厚味，脾胃受损，痰湿内生，宜加味六君子汤理气化痰；由于饮食自倍，损伤肠胃，宜三因和中丸健胃消食；或先和其胃气，勿服消导耗气之药，宜香砂养胃汤顺气开郁。用当归调血汤治疗下痢红多，不拘新久，或下后未愈者，用香连化滞汤调之。用解郁调胃汤主治胃脘血液耗损，痰火内郁之胃痛。用平肝顺气保中丸主治呕吐吞酸嘈杂，常服顺气和中、开胃健脾、进食化痰消痞。用四子调中汤主治肝胃气滞之翻胃等。

（三）寒者温之

寒证包括寒湿内蕴、胃中实寒、脾胃虚寒等证。治疗方法包括散寒化湿、温中散寒、散寒通络等。散寒化湿多用香砂养胃汤和藿香正气散加减治之，温中散寒多用理中汤或附子理中汤治之，散寒通络可用酒疗法，等等。如呕吐有外感寒邪以藿香正气散加减治之；胃寒呕吐清水冷涎者，用理中汤温中散寒；脾胃虚寒呕吐则用理中汤加半夏、陈皮、砂仁、丁香、藿香、官桂；而呕吐宿滞，脐腹痛甚，手足俱冷，则用附子理中汤温中散寒。吐逆属外感寒邪，投诸药不止，用定吐饮主治，服此神效；久病胃虚呕吐者用比和饮温中散寒；如饮食不思，胸膈痞闷，或过食瓜桃生冷等水果类者，证属胃寒，用香砂养胃汤温中散寒，甚则万亿丸。脾胃虚寒，呕吐呃逆，用丁香柿蒂汤温中散寒；脾阳虚，中气下陷，用六君子汤加姜桂或加附子温中散寒治之而愈；寒气上攻胸膈的翻胃，用五噎丸散寒降逆；过食硬物，伤及太阴，腹痛呕吐，痞满不舒，证属冷积，宜内消散温中散寒；用椒梅汤主治心腹冷痛证。如因过度饮酒，症见呕吐，心烦，胸膈痞满，小便不利，大便稀溏，给予葛花解酲汤散寒化湿等。

（四）热者清之

热证主要包括胃实热、胃虚热、痰火内盛、湿热壅滞等证。治疗方法包括清热泻火、养阴清热、清热化痰以及清热利湿或清热燥湿等。胃中有火、有痰者用黄连温胆汤，痰火旺盛者用清气化痰丸；治疗胃虚膈热的呃逆，宜桔皮竹茹汤。胃中有火的嗳气，宜用星半汤。如过食膏粱辛辣厚味所导致邪热壅盛，宜用三黄枳术丸，甚则利气丸。饮食停积，痞胀作痛属热积者，用枳实大黄汤。湿热相蒸，故作酸也，用香砂平胃散加减治之。用黄连竹茹汤和清胃保中汤治疗胃热呕吐；清上饮治疗胃肠积热，胃痛胃胀；清膈散治疗心胃郁热作痛；凉血地黄汤主治胃热吐血。另常用清脏解毒汤治疗素有积热，下痢白脓。

三、处方用药

龚廷贤不仅有深厚的理论功底，而且具有丰富的临床经验，临床处方用药特色鲜明。不仅灵活运用古方取良效，还善于化裁古方出心裁；自制大量新方，精于配伍，长于炮制；善用单方验方简廉验，对一些疾病有独到疗效。

（一）活用古方

龚氏擅长灵活运用古方，恰到好处。在《万病回春》和《寿世保元》两书中有着充分的展示。如补中益气汤加减化裁治脾胃虚弱中气不足之证，在《寿世保元》一书中共举医案 200 余例，就有大概 70 例使用补中益气汤加减治疗。另外如治疗胃虚膈热的呃逆，宜橘皮竹茹汤；发热烦渴脉数伴呃逆，用小柴胡汤；六君子汤主治久病胃虚呕吐；胃寒呕吐清水冷涩用理中汤；呕吐宿滞，脐腹痛甚，手足俱冷，附子理中汤；外感寒邪者，有内伤饮食，藿香正气散加减治之；胃虚寒的呃逆，宜丁香柿蒂汤；由于饮食自倍，损伤肠胃，脾胃不和，饮食积滞之翻胃、心腹痛选用保和丸；虚弱人初痢宜清之用芍药汤；逍遥散主治气血两虚，无汗潮热者；九味羌活汤主治外之寒邪伤卫之伤寒发热者；清暑益气汤主治外之热邪伤荣之伤暑发热者；乌梅丸主治胃腑发咳，咳而呕，呕甚则长虫出；痛泻要方治疗肝郁脾虚之泄泻；逍遥散治疗气郁发热；败毒散治疗痢疾，交泰丸治疗嘈杂，乌梅丸治疗心胃痛，等等。

（二）化裁古方

龚氏不仅常常活用古方取良效，还善于化裁古方出新意，以更切合临床实用，充分反映了龚廷贤深厚的理论功底以及丰富的临床实践。如用加味二陈汤治疗痞满，本方由半夏、陈皮、枳实、木香、青皮、黄连、山楂、白茯苓、砂仁、甘草组成，具有理气消痞，清热化痰之功；用加味三黄丸治疗嘈杂，该方由黄芩、黄连、黄柏、香附、苍术组成，主治嘈杂属郁火者；用加味四苓散治疗湿热泄泻，该方由白术、茯苓、猪苓、泽泻、栀子、黄芩、木通、白芍、甘草组成，主治泄泻，腹痛，泻水如热汤，痛一阵泻一阵者；用加味保和丸治疗积聚，该方具有消导积滞、破血消瘀之功效。用加减逍遥散治子午潮热，本方在逍遥散的基础上加胡黄连、地骨皮、黄芩、麦门冬、秦艽、车前子、木通、灯草。用平补枳术丸主治痞满，有调中补气之功，方由白术、陈皮、枳实、白芍、黄连各一两，人参、木香各五钱组成。

（三）创制新方

龚廷贤自制新方，精于配伍，攻补兼施，寒温并用。龚氏方具有很强的生命力，不少至今仍应用于现代临床。如仓廪散治痢疾，即人参败毒散加黄连、陈仓米，主治痢疾赤白，发热不退，风邪热毒及时行瘟疫下痢噤口者。制太和丸治伤食，方由紫苏、陈皮、羌活、苍术、山楂、神曲、香附、川芎、枳壳、麦芽、甘草组成，主治内伤乳食，肚腹胀痛，外感风寒，头痛发热。制沉香化滞定痛丸专治胃脘痛，方由沉香、大黄、玄胡索、没药、莪术、瓦楞子、乳香组成，主治胸中满闷、停痰积块、滞气壅塞。用利气丸治心痛，主治一切气滞，心腹胀闷疼痛。用玄白散主治痢疾初起，里急后重，腹痛脓血。制顺气和中汤治翻胃，嘈杂吞酸该方具有清热化痰、和胃降逆之功效。制八柱汤和八柱散主治肠胃虚寒滑泻不禁，脉沉细者，方由肉蔻、附子、干姜、人参、白术、诃子、粟壳、甘草组成。

（四）善用单方

龚廷贤善用单方，简单、价廉、有效，对一些疾病有独到疗效，药到病除。如用一方王瓜削去皮，蘸蜜吃一二个，食后当时腹痛一阵，利下积滞而愈；一方用蝉蜕炒为末，每服一钱，白痢，烧酒下，红痢，黄酒下，取效速；治食肉太多不化，腹胀发热，用山楂一两，水煮，先饮汤后食山楂；治食糍粽过多，胸膈停滞，作痛塞闷，用酒曲一块，烧存性，为末，黄酒调服；治暴泻不止，小便不通，用车前子，炒为末，米饮调服，每次二钱；治暴泻痢，用百草霜末，每二钱，米饮调下。治泄泻，不拘新久，用白术一两，黄土炒，入米一撮同煎，空心服。一方治食生冷伤脾，用砂仁煎汤常服。一方治酒醉不醒，捣葛根，绞取汁一二盏服之，或干葛水煎服，亦可。可见龚廷贤对单方的运用有丰富的经验，疗效可靠。

（五）喜用验方

龚廷贤临床常常运用验方治病，疗效可靠。如一方治诸气痞结满闷，用枳壳、桔梗各二钱，甘草五分，生姜五片煎服，加香附一钱尤效。治小儿泄泻不止，用山药，炒为末，不拘多少，同粥食之，立止。泄泻二三日，或腹疼痛，生姜、豆豉、胡椒，煎汤热服，立止。一方治胃中素热，恶心，呕哕，用陈皮二钱，栀子三钱，炒青竹茹一钱半，水煎，入姜汁，温服。一方治食糍粽过多，胸膈停滞一块，作痛塞闷，用酒曲一块，烧存性，为末，黄酒调服。一方治食狗肉不消，心下坚或胀，口干，忽发热，妄语，用杏仁，去皮，水浓煎，去渣服，下肉为度。一方平人常服，白术二两，枳实（麸炒）一两，为细末，荷叶一掌大，煎汤煮粥为丸，治痞，消食强胃。可见，不管是食滞、呕吐、泄泻、痢疾、便秘、腹胀、水肿、积块，等等，单方验方运用得当，都可取得很好的效果，值得学习和借鉴。

脾胃虚劳

第一节 概　述

[症状表现]

东垣曰：夫饮食不节则胃病，胃病则气短，精神减少，气不足以息，言语怯弱，腹中不和，口不知谷味，或胃当心而痛，或上支两胁痛甚，甚则气高而喘，身热而烦。胃既病则脾无所禀受，故亦从而病焉。若形体劳役而脾病，脾病则怠惰嗜卧，四肢不收，或食少，小便黄赤，大便或闭，或泄，或虚坐，只见些白浓，或泄黄糜，无气以动，而懒倦嗜卧。脾既病则胃不能独行津液，故亦从而病焉，若外感风寒，俱无此症，故易分别耳。虚实之证，不可不知，因往往以内伤不足之病，误作伤寒外感有余之证，汗之吐之。差之毫厘，谬之千里，实实虚虚，医杀之耳。（《寿世保元·卷二·内伤》）

误用克伐，四肢倦怠，口干发热，饮食无味，或饮食失节，劳倦身热，脉洪大无力；或头痛恶寒自汗；或气促而喘，身热而烦，脉微细软弱，自汗身倦目合；或中气虚弱，而不能摄血；或饮食劳倦，而患疟痢等症，因脾胃虚而不能愈者，或元气虚弱。凡人元气素弱，或因起居失宜，或因饮食劳倦，或因用心太过，致遗精白浊，自汗、盗汗；或面热、晡热、潮热、发热；或口干作渴喉痛舌裂；或胸乳膨胀，胁肋作痛；或头颈时痛，眩晕目花；或心神不宁，寤而不寐；或小便赤涩，茎中作痛；或便溺余滴，脐腹阴冷；或形容不充，肢体畏寒；或鼻气急促；或更有一切热证，皆是无根虚火。（《寿世保元·卷二·内伤》）

脉洪大而虚。内伤劳役伤元气，或兼饮食损脾胃，热渴汗喘脉虚洪，四肢沉困身无力。（《云林神彀·卷一·内伤》）

[内外伤鉴别]

内伤劳役，豁大不禁；若损胃气，隐而难寻；内伤饮食，滑疾浮沉；内伤饮食，数大涩侵；右关缓紧，寒湿相寻，右关数缓，湿热兼临；数又微代，伤食感淫。（《万病回春·卷之二·内伤》）

外伤内伤辨：人迎脉大于气口为外伤，气口脉大于人迎为内伤。外伤则寒热齐作而无间；内伤则寒热间作而不齐。外伤恶寒，虽近烈火不除；内伤恶寒，得就温暖则解。外伤恶风，乃不禁一切风，内伤恶风，唯恶乎些小贼风。外伤症显在鼻，故鼻气不利而壅塞有力；内伤则不然，内伤症显在口，故口不知味而腹中不和。外伤则不然，外伤则邪气有余，故发言壮厉，且先轻而后重；内伤则元气不足，出言懒怯，且先重而后轻。外伤手背热、手心不热；内伤手心热、手背不热。内伤头痛时作时止；外伤头痛常常有之，直须传里方罢。内伤则怠惰嗜卧、四肢不收；外伤则得病之日即着床枕，非扶不能，筋挛骨痛。外伤不能食，然口则知味而不恶食；内伤则恶食而口不知味。外伤三日以后，谷消水去，邪气传里必渴；内伤则邪气在血脉中有余，故不渴。（《万病回春·卷之二·内伤》）

夫伤寒，为六淫之病，风寒始于表，而渐传于里，则初病头项强痛，发热恶寒，身痛，当汗之。及其邪入于里，热盛内实，谵语狂妄，当下之。不愈即发斑黄厥逆，变生诸症矣。夫内伤，因七情郁结，饮食劳役，为不足之病，始生于里，而发于表也，其病倦怠，四肢不收，头痛时作时止，其热始发于心膈间，次发于肢体，稍遇风寒，时时畏惧，气短喘促，懒于言语，脉必微细，或弦而数，或虚而大。只此分别，则内外易见矣。（《寿世保元·卷二·内伤》）

[病因病机]

内伤劳役者，元气虚损也，中气不足。脾胃既虚，四脏俱无生气，故东垣先生着脾胃内外伤等论。(《寿世保元·卷二·内伤》)

脾胃之气要冲和，胃司纳受脾运磨。莫使寒温一失节，损伤元气病难瘥。(《种杏仙方·卷一·脾胃》)

苟或饮食自倍，所伤乃一时膨闷，过则平矣，若伤之日久，仍不宽快者，得非元气亏损，而胃气弱乎，古今论脾胃，及内外伤辨，惟东垣老人用心矣，但繁文衍义，卒难措用，盖内伤之要，有三致焉。一曰饮食劳倦即伤脾，此常人之患也，因而气血不足，胃脘之阳不举，宜补中益气汤主之。二曰嗜欲而伤脾，此富贵之患也，恣以厚味，则生痰而泥膈，纵其情欲，则耗精而散气。《内经》曰：肾者胃之关，夫肾脉从脚底涌泉穴起，上股内廉，夹任脉，抵咽嗌，精血枯，则乏润下之力，故吞酸而便难，胸膈渐觉不舒爽，宜加味六君子汤，加红花三分、知母（盐炒）一钱主之，三曰饮食自倍，肠胃乃伤者，藜藿者之患也，宜保和丸、三因和中丸权之，此内伤之由如此，而求本之治，宜养心健脾疏肝为要也。(《寿世保元·卷一·脾胃论》)

[治则治法]

内伤不足者，饮食劳倦是也，温之、补之、调之、养之，皆为补也。(《万病回春·卷之二·内伤》)

大凡大病后，谷消水去，精散卫亡，多致便利枯竭，实当补中益气为主，盖为中州浇灌四旁，与胃行其津液者也，况大肠主津，小肠主液，亦皆禀受于胃，胃气一充，津液自行矣。燥甚者，则当以辛润之，以苦泄之。(《寿世保元·卷二·内伤》)

谆谆然皆以固脾胃为本。所制补中益气，又冠诸方之首，观其立方本旨可知矣。故曰"补肾不若补脾"，正此谓也。(《寿世保元·卷二·内伤》)

若显内症多者，则是内伤重而外感轻，宜以补养为先，若显外症多者，则是外感重而内伤轻，宜以发散为急。一论饮食劳倦伤脾，则不能生血，故血虚则发热，热则气散血耗而无力，或时易饥，或食饱闷，不思饮食，变病百端。如遇外感重者，则先理外感六分，而治内伤四分，见效即住。如外感轻，则内伤药用六分矣。能治万病，其效如神。

凡人饮食劳役，起居失宜，见一切火症，悉属内真寒而外假热，或肚腹喜暖，口畏冷物，此乃形气病气俱属不足，法当纯补元气为善。（《寿世保元·卷二·内伤》）

第二节　治疗处方

一、补中益气

（一）补中益气汤一

【组成】黄芪（蜜炒）一钱五分　人参一钱　白术（去芦炒）一钱五分　当归（酒洗）一钱五分　陈皮七分　柴胡六分　升麻八分　甘草（炙）五分

【煎服法】上剉一剂，姜、枣煎服。

【主治】中气不足，或误用克伐，四肢倦怠，口干发热，饮食无味，或饮食失节，劳倦身热，脉洪大无力，或头痛恶寒自汗，或气促而喘，身热而烦，脉微细软弱，自汗身倦目合，或中气虚弱，而不能摄血，或饮食劳倦，而患疟痢等症。因脾胃虚而不能愈者，或元气虚弱，感冒风寒，而不胜发表。用此代之。

【加减】入房而后劳役感冒，或劳役感冒而后入房者，急加附子。如感风寒，头痛发热，加川芎、防风、白芷各一钱，羌活七分。汗多，加黄芪五分。如汗多，去升麻、柴胡，加炒酸枣仁一钱，夜间不睡亦加之。如虚火炎上，加玄参一钱。如阴虚生火，加酒炒黄柏、知母各七分，夏月亦可常用。如阴虚吐痰，加贝母一钱。如泄泻，去当归，加白茯苓一钱、泽泻一钱、白芍（煨）一钱。如气虚甚者，必少加大附子（制过），以行参芪之力也，手足冷或腹痛亦如之。如心刺痛者，乃血涩不足，加当归五分、白豆蔻七分（研）。如用心太过，神思不宁，怔忡惊悸，加茯神、酸枣仁（炒）、柏子仁各一钱，远志、石菖蒲各七分。如咽干及渴者，加干葛七分、天花粉一钱。如饮食少，或伤饮食，加神曲、麦芽、山楂各一钱。如精神短少者，倍加人参，夏加五味子十粒、麦门冬（去心）一钱。如梦遗，加牡蛎、龙骨（煅）各一钱。如头痛，加蔓荆子七分，痛甚，加川芎七分。如巅顶痛者，加蒿本一钱、细辛三分。如腰痛，加牛膝、杜仲（姜炒）各一钱。如脚弱，加木瓜一钱、汉防己五分。如有痰，加半夏（姜制）七分，贝母一钱。如咳嗽，夏加片芩、知母、麦门冬各一钱。如久嗽，肺中有伏火者，减人参，加片芩、紫菀各一钱。如食不下，胸中有寒，或塞滞，加青皮五分、木香三分。如脚软乏力或痛，加酒炒黄柏一钱，牛膝、五加皮各一钱。如五心烦躁，加生地黄。若气浮心乱，以朱砂安神丸镇固之则愈。（《寿世保元·卷二·内伤》）

（二）补中益气汤二

【组成】嫩黄芪（蜜炙）一钱五分　拣参（去芦）一钱　白术（去芦油）　陈皮　甘草　当归（酒洗）各一钱　柴胡　升麻各五分　黄柏（酒炒）　红花三分

【煎服法】上剉一剂，生姜三片、大枣一枚，水煎空心服。

【主治】形神劳役，或饮食失节、劳役虚损、身热而烦、脉洪大而虚、头痛，或恶寒而渴、自汗无力、气高而喘。

【加减】如汗多出去升麻、柴胡，加酸枣仁炒一钱，夜间不睡亦如之；如头疼加蔓荆子五分、川芎一钱；如善嚏者，乃腠理不密，外邪所搏加白芷、川芎；如脑痛或头顶疼加藁本一钱、细辛五分；如口干或渴加葛根六分；如有痰加贝母、前胡各一钱；如泄泻加白芍（煨）、泽泻、茯苓各一钱；如心胸觉痞闷去黄芪、升麻、柴胡，加枳实六分、姜炒黄连五分；如嗽加桑白皮一钱、五味子十五粒；如额疼加白芷一钱、葛根、升麻各五分；如用心太过，神思不宁，或怔忡、惊悸加茯神一钱、远志七分、酸枣仁炒一钱、石菖蒲七分、柏子仁一钱；如饮食少或伤饮食加神曲、麦芽、山楂、枳实各一钱；如心、脾二经舌干口燥加黄连五分、山栀仁六分；如胃中湿痰加半夏一钱；如虚火上炎加玄参、黄柏、蜜水炒知母各一钱；如梦遗加牡蛎、龙骨各一钱；如下部无力加牛膝、杜仲各一钱；如脚弱加木瓜一钱、汉防己五分；如有痰或兼脾胃不和加半夏、麦芽各一钱；如阴虚内热有痰或上焦有火加贝母、天花粉各一钱；如有热加枯芩八分、黄连六分；如血热壅盛或眼赤加龙胆草八分；如感风寒，或头痛身热加防风、川芎、白芷各一钱、羌活七分；汗多加黄芪一钱；眼痛加干菊花、熟地黄；若身热加生地黄；如大病后，元气未复而胸满气短加橘皮、枳实、白芍。（《万病回春·卷之二·内伤》）

（三）补中益气汤三

【组成】人参　黄芪（蜜炒）　白术（炒）　甘草（炙）各一钱半　当归一钱　陈皮五分　柴胡　升麻各二分

【煎服法】上剉一剂，姜、枣水煎，空心午前服。

【主治】中气不足，或误服克伐，四肢倦怠，口干发热，饮食无味；或饮食失节，劳倦身热，脉洪大而无力；或头痛恶寒自汗；或气高而喘，身热而烦，脉微细软弱，自汗，体倦少食；或中气虚弱而不能摄血；或饮食劳倦而患疟痢等症，因脾胃虚而不能愈者；或元气虚弱，感冒风寒，不胜发表，宜用此代之；或入房而后，劳役感冒；或劳役感冒而后入房者，急加附子。（《万病回春·卷之四·补益》）

此方能治一应诸症，误用攻击之药太过，以致元气脾胃虚损之极，病已垂殆，用之实有起死回生之效，宜此补中益气汤。（《寿世保元·卷四·补益》）

（四）十全大补汤

【组成】人参　白术　茯苓　当归　川芎　白芍　熟地黄各一钱　甘草（炙）五分　黄芪　肉桂各一钱

【煎服法】上剉一剂，姜枣煎服。

【主治】气血俱虚，发热恶寒，自汗盗汗，肢体倦怠；或头痛眩晕，口干作渴。又治久病虚损，口干少食，咳而下利，惊悸发热；或寒热往来，盗汗自汗，晡热内热，遗精白浊；或二便见血，小腹作痛，小便短少，大便干涩；或大便滑泄，肛门下坠，小便频数，阴茎痒痛等症。(《万病回春·卷之四·补益》)

（五）十全大补汤加味

【组成】人参（去芦）二钱　白术（去芦）一钱五分　白茯苓（去皮）三钱　当归（酒洗）二钱　川芎一钱五分　白芍（酒炒）一钱　熟地黄三钱　黄芪（蜜炙）二钱　肉桂五分　麦门冬（去心）二钱　五味子三分　甘草（炙）八分

【煎服法】上剉一剂，生姜、枣子，水煎温服。

【主治】凡人元气素弱。或因起居失宜，或因用心太过。或因饮食劳倦，致遗精白浊，盗汗自汗，或内热晡热，潮热发热，或口干作渴，喉痛舌裂，或胸乳膨胀，或胁肋作痛，或头颈时痛，眩晕眼花，或心神不宁，寤而不寐，或小便赤淋，茎中作痛，或便溺余沥，脐腹阴冷，或形容不充，肢体畏寒，或鼻气急促。或更有一切热症，皆是无根虚火。(《寿世保元·卷四·补益》)

（六）补气汤

【组成】黄芪（蜜炙）一钱半　人参　白术　陈皮各一钱　麦门冬（去心）一钱　五味子十个　甘草七分

【煎服法】上剉一剂，生姜三片、枣一枚，水煎，食前服。

【主治】凡遇劳倦辛苦、用力过多，即服此二三剂，免生内伤发热之病。

【加减】劳倦甚，加熟附子五分。(《万病回春·卷之二·内伤》)

（七）参芪汤

【组成】黄芪（蜜炙）二钱　人参五分　甘草（炙）一钱　当归三分　柴胡三分　升麻三分　苍术（米泔浸）一钱　青皮（去瓤）五分　神曲（炒）七分　黄柏（酒炒）三分

【煎服法】上剉一剂，水煎，食远服。

【主治】脾胃虚弱、元气不足，四肢沉重、食后昏沉。(《万病

回春·卷之二·内伤》)

(八) 补胃汤

【组成】黄芪（蜜炒）三钱　人参五分　甘草（炙）一钱　当归三分　神曲（炒）七分　柴胡三分　升麻三分　苍术（米泔浸）一钱　青皮（去瓤）五分　黄柏（酒炒）三分

【煎服法】上剉一剂，水煎，食后服。

【主治】脾胃虚弱，元气不足；四肢沉重，食后昏沉；怠于动作，嗜卧无力。（《寿世保元·卷之二·内伤》）

(九) 益气丸

【组成】麦门冬（去心）　人参各三钱　橘皮　桔梗　甘草（炙）各五钱　五味子二十一个

【制法】上为极细末，水浸油饼为丸，如鸡头大。

【服法】每服一丸，细嚼津唾咽下，油饼和细烧饼也。

【功效】补土益气。

【主治】语言多损气，懒语。（《万病回春·卷之二·内伤》）

(十) 参术调元膏

【组成】雪白术（净去芦油）一斤　拣参（俱锉成片）四两

【制法】入砂锅内，将净水十大碗，熬汁二碗，滤去渣，又熬取汁二碗，去渣，将前汁共一处滤净，文武火熬至二碗，加蜜半斤，再煎至滴水成珠为度，埋土三日取出。

【服法】每日服三四次，白米汤下。

【功效】扶元气、健脾胃、进饮食、润肌肤、生精脉、补虚羸、固真气、救危急、活生命，真仙丹也。

【加减】如劳瘵阴虚火动者，去人参。（《万病回春·卷之二·内伤》）

(十一) 参术膏

【组成】拣参（去芦）二两　白术（去芦、油）八两

【服法】上剉片，入砂锅内，水六碗，熬至二碗，滤取汁，再入水熬，如此四次，共得汁八碗，滤净三匙，白米汤下，不拘时，

任意服。

【主治】饮食失节，损伤脾胃，劳役过度，耗伤元气，肌肉消削，饮食不进。(《鲁府禁方·卷一·内伤》)

二、升阳益气

(一) 升阳益胃汤

【组成】黄芪一钱 人参五分 白术二分 半夏五分 橘红二分半甘草(炙)五分 白芍二分 黄连二分 茯苓二分 独活三分 柴胡二分防风三分 羌活二分 泽泻二分

【煎服法】上剉作一服，生姜五片、大枣二枚，水煎，早饭后温服。

【主治】治肺及脾胃虚则怠惰嗜卧、四肢不收，时值秋燥令行，湿热少退，体重节痛、口燥舌干、饮食无味、大便不调、小便频数、不欲食、食不消，兼见肺病，淅淅恶寒，惨惨不乐，面色恶而不和，乃阳气不伸故也。

【功效】升阳益气，此药主之。

【加减】小便利而不渴者不用茯苓，不淋闭者不用泽泻。服药后而小便罢，而病加增剧，是不宜利小便，当去茯苓、泽泻。

【宜忌】一二日不可饱食，恐胃再伤。以药力尚少，脾胃之气不可转运升发也。须滋胃之食，或美食助其药力，益升阳之气而滋其胃气。慎不可淡食，以损药力而助邪气之降沉也。可以少役形体，使胃与药得转运升发。慎毋大劳役，使气复伤。若脾胃得安静尤佳；若胃气稍强，少食佳果以助药力。经云"五果为助"是也。(《万病回春·卷之二·内伤》)

(二) 升阳顺气汤

【组成】黄芪(蜜炙)一两 人参一钱 当归身一钱 半夏(姜制)二钱 陈皮一钱 神曲(炒)一钱 草豆蔻二钱 升麻 柴胡各一钱黄柏(酒炒)五分 甘草(炙)五分

【煎服法】上剉，每剂一两，生姜三片，水煎服。

【主治】因饮食劳役所伤，腹胁满闷气短，遇春则口淡无味，遇夏虽热犹寒，饥常如饱，不喜食冷。

【方义】脾胃不足之症，须用升麻、柴胡苦平，味之薄者，阴中之阳，引脾胃中清气行于阳道及诸经生发阴阳之气，以滋春气之和也；又引黄芪、人参、甘草甘温之气味上行，充实腠理，使阳气得卫外而为固也。凡治脾胃之药，多以升阳补气名之者也。（《万病回春·卷之二·内伤》）

三、 健脾化湿

（一）加味六君子汤

【组成】人参一钱　白术（去芦，炒）一钱五分　陈皮八分　白茯苓（去皮）一钱　半夏（姜制）八分　干葛七分　山楂肉一钱　甘草（炙）五分　砂仁五分

【煎服法】上剉一剂，姜、枣煎服。

【主治】中气虚而胃弱不爱食及食不生肉，不长力，或常微热怯冷，神疲倦怠，或带痰嗽。（《寿世保元·卷二·内伤》）

（二）参苓白术散

【组成】人参一钱　白术（去芦）一钱　白茯苓（去皮）七分　白扁豆（炒）一钱　山药一钱　莲肉（去心皮）七粒　桔梗（去芦）七分　薏苡仁一钱　砂仁五个　甘草（炙）四分

【煎服法】上剉一剂，姜、枣煎服。

【功效】养气育神，醒脾益胃，扶正辟邪。

【主治】药性中和，专理心脾气弱，神昏体倦，多困少力，饮食不进，中满痞噎，心忪上喘，呕吐泻利等症。（《寿世保元·卷二·内伤》）

（三）参苓白术丸一

【组成】人参一两　白术（去芦，土炒）一两半　白茯苓（去皮）一两　怀山药（炒）一两　白扁豆（姜汁炒）一两　桔梗（去芦）一两　薏苡仁（炒）一两　莲肉（去心皮）二两　陈皮一两　半夏（汤泡，姜汁）一两　砂仁五钱　黄连（姜汁炒）一两　神曲（炒）一两　香附（童便炒）一两　白芍（酒炒）一两　当归（酒炒）二两　甘草（炙）五钱

【制法】上为末，姜、枣煎汤，打神曲糊为丸，如梧桐子大。

【服法】每服百丸，食后米汤下。加远志（去心）一两亦妙。

【功效】补气和血，健脾理胃，进美饮食，壮健身体，充实四肢，清火化痰，解郁顺气。

【主治】病后元气虚弱，脾胃亏损。（《寿世保元·卷二·内伤》）

（四）参苓白术丸二

【组成】人参（去芦）一两　白术（去芦油，土炒）二两半　白茯苓（去皮）一两　山药（炒）一两　莲肉（去心皮）一两　陈皮一两　桔梗（去芦）二两　薏苡仁（炒）一两　半夏（汤泡七次，姜汁炒）一两　神曲（炒）一两　香附一两　黄连（姜汁炒）一两　砂仁五钱　白扁豆（姜汁炒）一两　甘草（炙）一两　当归（酒洗）一两　黄芪（蜜炙）一两　远志（甘草水泡，去根）一两

【制法】上为末，姜、枣煎汤，打神曲糊为丸，如梧桐子大。

【服法】每服百丸，食后白汤送下，忌生冷之物。

【功效】此药补助脾胃，进美饮食，壮健身体，充实四肢，清火化痰，解郁养元气。

【主治】治病后元气虚弱。（《万病回春·卷之二·内伤》）

（五）九仙王道糕

【组成】莲肉（去皮心）　山药（炒）　白茯苓（去皮）　薏苡仁各四两　大麦芽（炒）　白扁豆　芡实（去壳）各二两　柿霜一两　白糖二十两

【制法】上为细末，入粳米粉五升蒸糕晒干。

【服法】不拘时任意食之，米汤送下。

【功效】寻常用，养精神、扶元气，健脾胃、进饮食，补虚损、生肌肉、除湿热。（《万病回春·卷之二·内伤》）

（六）白雪糕

【组成】大米一升　糯米二升　山药（炒）　莲肉（去心）　芡实各四两

【制法】为细末，入白砂糖一斤半，搅令匀，入笼蒸熟。

【服法】任意食之，其功如前。

【主治】但内伤并虚劳泄泻者，宜当饭食之。(《万病回春·卷之二·内伤》)

（七）调和大补羹

【组成】大米　小米　糯米　薏苡仁　莲肉　芡实　山药　白茯苓各等份　白糖少许

【服法】上炒熟黄色为末，每日空心白滚汤，和羹食之。(《鲁府禁方·卷一·内伤》)

四、补益气血

（一）补真膏

【组成】人参（去芦）四两　山药（蒸熟，去皮）一斤　芡实（水浸三日，去壳皮，蒸熟）一斤　莲肉（水浸去心皮）一斤　红枣（蒸熟去皮核）一斤　杏仁（水泡去皮尖，蒸熟）一斤　核桃肉（水浸去皮壳）一斤　真沉香（另研为末，以上俱捣烂）三钱　蜂蜜（用锡盆分作三分，入盆内滚水炼蜜如硬白糖为度，只有三斤干净）六斤　真酥油一斤

【制法】和蜜蒸化，将前八味和成一处，磨极细末，入酥油、蜜内搅匀如膏，入新磁罐内，以盛一斤为度，用纸封固，勿令透风。

【服法】每日清晨用白滚水调服数匙，临卧时又一服，忌铁器。

【功效】大补真元。(《万病回春·卷之二·内伤》)

（二）阳春白雪糕

【组成】白茯苓（去皮）　怀山药　芡实仁　莲肉（去心皮，共为细末）各四两　陈仓米半升　糯米半升　白砂糖一斤半

【制法】上先将药米二味。用麻布袋盛，放甑内。蒸极熟，取出，放簸箕内，却入白砂糖，同搅极匀，揉作一块，用小木印印作饼子，晒干，收贮，男妇小儿，任意取食，妙不可言。

【主治】虚劳瘦怯，泄泻腹胀，肿满喘嗽等症。

【功效】养元气，健脾胃，生肌肉，润肌肤，益血秘精，安神定志，壮筋力，养心神。进饮食之上品也。(《寿世保元·卷之二·

内伤》)

（三）补血汤一

【组成】 当归一钱　川芎五分　白芍（炒）一钱　生地黄五分　人参一钱二分　白茯神（去木）五钱　酸枣仁（炒）一钱　陈皮五分　麦门冬（去心）一钱　五味子十五个　栀子（炒）五分　甘草（炙）五分

【煎服法】 上判一剂，水煎温服。

【主治】 劳心思虑，损伤精神，头眩目昏、心虚气短、惊悸烦热并治。（《万病回春·卷之二·内伤》）

（四）补血汤二

【组成】 当归（酒洗）　白芍（酒炒）　白茯苓（去皮木）　酸枣仁（炒）　麦门冬（去心）各一钱　人参一钱二分　川芎六分　怀熟地黄二钱　陈皮　栀子（炒）各五分　五味子十五分　甘草（炙）五分

【煎服法】 上判一剂，水煎温服。

【主治】 劳心思虑，损伤精神，头目昏眩，心虚气短，惊悸烦热等症。（《寿世保元·卷二·内伤》）

（五）云林润身丸

【组成】 当归（酒洗）六两　白术（去芦）六两　白茯苓（去皮）三两　香附米（童便浸炒）三两　陈皮三两　枳实（麸炒）三两　黄连（姜汁炒）三两　白芍药（酒炒）三两　山楂肉三两　神曲（炒）三两　人参二两　山药（炒）二两　莲肉（去心）二两　甘草（炙）五钱

【制法】 上为细末，荷叶煎汤，煮饭为丸，如梧桐子大。

【服法】 每服百余丸，米汤送下或酒下，百无所忌。劳役之士，不可一日无此药也。

【功效】 清火化痰开郁，健脾理胃，养血和气。此药服后，饱则即饥，饥则即饱，可以当劳，可以耐饥。久服，四肢充实，身体肥健。

【主治】 肌肉怯弱，精神短少，饮食不甘。（《万病回春·卷之二·内伤》）

五、 验方

一方，治脾胃虚弱，不思饮食。用大米一升，糯米一升，干山药四两，芡实四两，各为末，入白砂糖一斤半和匀，入笼内蒸糕食之。(《种杏仙方·卷一·脾胃》)

一方，治胃弱不能饮食，或病后虚损。用莲肉四两，老米四两，炒砂糖二两，白茯苓二两，俱为细末。每服五六匙，不拘时，白汤调下。(《种杏仙方·卷一·脾胃》)

一方，治脾胃因饥饱失节，不时生病。用陈仓米一两，陈皮二两为末，姜糊为丸，如梧桐子大。每服五十丸，食远，米汤下。(《种杏仙方·卷一·脾胃》)

一方，治饮食不住口仍易饥饿。用绿豆、黄麦、糯米各一升，炒熟，共磨成粉。每一杯，滚汤调服。(《种杏仙方·卷一·脾胃》)

一方，治口淡饮食无味。用白砂糖二两，乌梅（去核）五钱，水二钟，煎至一盏，如稠糊，每用二匙，则口知味矣。(《种杏仙方·卷一·脾胃》)

第三节　医案例举

一、 补中益气汤案

太府水仙刘公，患因劳役太过，发热憎寒，头疼身痛、口干发渴，呕恶心烦。一医以羌活汤，一医以藿香正气散，俱弗效，愈增酸困，手足无处着落，心慌神乱，昼夜不寐，坐卧不安，汤水不入，闻药亦吐。余诊六脉洪数，气口紧盛，此内伤元气也。以补中益气汤加远志、酸枣仁、竹茹、麦门冬，一服即熟睡。半夜而醒曰：云林妙哉！药用当如通神，不知病之何所去也。次早又进一服，痊愈。(《万病回春·卷之二·内伤》)

侍御及溪周公，患虚损，目不敢闭，闭则神魂飘散，无所知觉；且不敢言，言则气不接，饮食不思，昏昏沉沉。余诊六脉虚微，此元气虚弱，心神虚损也。先以朱砂丸一服，稍安；后以补中

益气汤倍用参、芪，加远志、茯神、酸枣仁、白芍、生地黄、麦门冬，连前数剂，渐次寻愈。（《万病回春·卷之二·内伤》）

一秀才，劳役失宜，饮食失节，肢体倦怠，发热作渴，头痛恶寒。误用人参败毒散，痰喘昏愦，扬手掷足，胸膈发斑，如蚊所咬。余用补中益气汤，加姜、桂、麦门、五味补之而愈。（《寿世保元·卷二·内伤》）

一人，面如血红，发热，终日不食，沉困。相火冲上，予以补中益气汤，煎半碗，童便半碗，合而服之，日进五服而愈。（《寿世保元·卷二·内伤》）

二、 十全大补汤案

一男子，发热烦渴，时或头痛，因服发散药，反加喘急腹痛，其汗如水，昼夜谵语。余意此劳伤元气，误汗所致，其腹必喜手按，询之果然，遂与十全大补汤，加附子一钱，服之熟睡，唤而不醒，举家惊惶，及觉，诸病顿退，再剂而痊。（《寿世保元·卷二·内伤》）

一人因劳役失于调养，忽然昏愦。此元气虚，火妄动，挟痰而作。急令灌童便，神思渐爽。更用参、芪各五钱，芎、归各三钱，玄参、柴胡、山栀、炙草各一钱，服之稍定。察其形倦甚，又以十全大补汤，加五味、麦门治之而安。（《寿世保元·卷二·内伤》）

一论年老，房有少艾，致头痛发热，眩晕喘急，痰涎壅盛，小便频数，口干引饮，遍舌生刺，缩敛如荔枝然，下唇黑裂，面目俱赤，烦躁不寐，或时喉间如烟火上冲，急饮凉水少解，已滨于死，脉洪大而无伦且有力，扪其身烙手。此肾经虚火游行于外，投以十全大补汤，加山茱、泽泻、丹皮、山药、麦门冬、五味、附子，水煎服。熟寐良久，脉症各减三四。再与八味丸，服之而愈。（《寿世保元·卷四·补益》）

第三章

脾虚发热

第一节 概　述

[症状表现]

夫发热者，谓怫怫然发于皮肤之间，则成热也，与潮热、寒热若同而异。潮热者，有时而热，不失其时；寒热者，寒已而热，相继而发；至于发热，则无时而发也。(《万病回春·卷之三·发热》)

一论大病后，气血两虚，遂成劳怯，潮热往来，盗汗自汗，或无汗燥热。(《寿世保元·卷四·发热》)

[病因病机]

内伤发热者，是阳气自伤，属脾肺也，其脉大而无力。(《万病回春·卷之三·发热》)

夫发热者，非止一端。杂病中俱有发热，医者宜照各门治法治之。盖病有虚实寒热之不同，岂可一律而治耶！一论伤寒发热，是寒邪入卫，与阳气交争，而为外热。阳气主外，为寒所薄，而失其职，故为热。其脉紧而有力，是外之寒邪伤卫也。治主外，宜服九味羌活汤。一论伤暑发热，是火邪伤心，元气耗散，而热邪入客于中，故发为热。汗大泄，无气以动，其脉虚迟而无力，是外之热邪伤荣也。治主内，宜服清暑益气汤。一论内伤发热，是阳气自伤，不能升达，降下阴分，而为内伤，乃阴虚也。故其脉大而无力，属肺脾，宜服补中益气汤。一论阴虚发热，是阴血自伤，不能制火，阳气升腾内热，乃阳旺也，故其脉数而无力，属心肾。经曰：脉大无力为阳虚，脉数无力是阴虚，宜服清离滋坎汤。(《寿世保元·卷四·发热》)

第二节　治疗处方

一、益气除热

(一) 人参养荣汤一

【组成】人参（去芦）　当归　陈皮　黄芪（蜜炙）　桂心　白术（去芦）　甘草（炙）各一钱　白芍（酒炒）二钱　熟地黄（酒浸）　茯苓（去皮）　五味子各七分半　远志（去心）炒五分

【煎服法】上剉一剂，生姜三片、枣二枚，水二钟，煎至一钟，食远服。

【主治】血虚有汗潮热者。积劳虚损，四肢倦怠，肌肉消瘦而少颜色，汲汲气短，饮食无味也。(《万病回春·卷之三·发热》)

(二) 人参养荣汤二

【组成】人参三钱　当归二钱　陈皮一钱五分　黄芪（蜜炙）二钱　桂心五分　白术（去芦）一钱五分　白芍（酒炒）二钱　熟地黄三钱　白茯苓（去皮）三钱　五味子四分　远志（去心）八分　甘草（炙）八分

【煎服法】上剉。姜、枣煎服。

【主治】积劳虚损，四肢倦怠，肌肉消瘦，颜色枯槁，汲汲短气，饮食无味也。(《寿世保元·卷四·发热》)

(三) 补中益气汤

【组成】黄芪（蜜炒）一钱五分　人参一钱　白术（去芦炒）一钱五分　当归（酒洗）一钱五分　陈皮七分　柴胡六分　升麻八分　甘草（炙）五分

【煎服法】上剉一剂，姜枣煎服。(《万病回春·卷之二·内伤》)

【主治】气虚有汗潮热者。(《万病回春·卷之三·发热》)

(四) 乌鸡丸

【组成】黄芪（蜜炙）　人参（去芦）　白术（去芦）　当归（酒洗）　白芍（酒炒）　生地　陈皮　秦艽　柴胡　银柴胡　前胡　黄芩　胡黄连　黄柏（去粗皮）　知母（去毛）　贝母（去心）　桑白皮　地骨皮　麦门冬（去心）　五味子各一两

【制法】上剉细片，用乌骨白鸡一只，耳有绿色、脑有金色者佳，重一斤者，以麻子喂七日，缢死，去毛并内肠杂，纳药于内，用绿豆一斗五升浸润，放入小甑内三寸厚，又将青蒿四两衬之放鸡在上，仍以绿豆盖之，蒸极熟，将鸡折碎，同药晒干为末，汤浸，蒸饼为丸，如梧桐子大。

【服法】每服七十丸，空心清米汤下。

【主治】童男室女身发潮热、吐血痰、出盗汗、饮食少进、四肢无力。(《万病回春·卷之三·发热》)

(五) 茯苓补心汤

【组成】当归　川芎　白芍（酒炒）　熟地　陈皮　半夏（姜炒）　白茯苓（去皮）　桔梗　枳壳（麸炒）　前胡（去芦）各一钱　干葛　紫苏各七分　人参　木香各五分　甘草三分

【煎服法】上剉一剂，姜枣煎服。(《万病回春·卷之六·妇人虚劳》)

【主治】血虚无汗潮热者及女子血虚有汗潮热者。(《万病回春·卷之三·发热》)

(六) 人参清肌散

【组成】人参二钱　白术一钱五分　白茯苓（去皮）三钱　当归二钱　赤芍二钱　柴胡八分　半夏二钱　葛粉二钱　甘草八分

【煎服法】上剉，姜、枣煎服。其药服之自愈。

【主治】男妇气虚无汗潮热者。(《寿世保元·卷四·发热》)

(七) 当归补血汤

【组成】嫩黄芪（蜜水炒）一两　当归（酒洗）二钱

【煎服法】上剉一剂，水煎，温服。

【主治】男妇肌肉燥热，目赤面红，烦渴引饮，日夜不息，其脉洪大而虚，重按全无。《内经》曰：脉虚血虚，脉实血实，又名血虚发热，症象白虎，惟脉不正实为辨也，若误服白虎，必死。此病因饥饿劳役而起，一人虚劳发热自汗，诸药不能退其热者，服当归补血汤，一剂如神。（《寿世保元·卷四·发热》）

（八）人参五味散

【组成】黄芪二钱　人参三钱　白术一钱五分　白茯苓三钱　当归二钱　熟地黄三钱　桔梗八分　地骨皮三钱　陈皮二钱　前胡二钱　柴胡八分　五味子四分　枳壳一钱　桑白皮三钱　甘草八分

【煎服法】上剉，生姜、乌梅半个，水煎，加知母二钱。

【主治】虚劳潮热咳嗽，红痰盗汗。（《寿世保元·卷四·发热》）

二、升阳散火

升阳散火汤

【组成】升麻　葛根　白芍　羌活　独活　人参各五分　柴胡八分　生甘草　防风　炙甘草各三分

【煎服法】上剉一剂，生姜煎服。

【主治】男妇四肢肌表发热如火烙。此病多因血虚而得之，或胃虚遇食冷物，抑遏阳气于脾土之中，火即上越。

【宜忌】忌寒凉生冷之物。（《寿世保元·卷四·发热》）

第三节　医案例举

一仆人，五月间病热口渴、唇干、谵语。诊其脉细而迟，用四君子加黄芪、当归、芍药、熟附子，进一服，热愈甚，狂言狂走。或曰附子差矣。诊其脉如旧，仍增附子进一大服，遂汗出而热退，脉还四至矣。（《万病回春·卷之三·发热》）

一妇人，夏间病热，初用平调气血兼清热和解之剂。服二三剂不应，热愈甚，舌上焦黑，膈间有火，漱水不咽。诊其脉，两手皆虚微而右手微甚，六七日内谵语撮空、循衣摸床，恶症俱见。后用四物汤加黄芪、人参、白术、陈皮、麦门冬、知母、熟附子。服之一二时，汗出而热退。次日复热，再服仍退。又次日复发，知其虚汗也，遂连进十服，皆加附子而安。(《万病回春·卷之三·发热》)

一男子发热烦渴头痛，误行发汗，喘急腹痛，自汗谵语。用十全大补汤加附子治之，熟睡唤而不醒，及觉诸症顿退，再剂而痊。(《万病回春·卷之三·发热》)

一人发热烦渴，或头痛，因服发散药，反增喘急腹痛，自汗如雨，日夜呓语，余意此劳伤元气，误汗所致，其腹必喜手按，询之果然，与十全大补汤，加熟附子一钱，服之。熟睡，久而不醒，举家惊惶，及觉，诸症顿进，再剂而痊。(《寿世保元·卷四·发热》)

一人年近四旬，忽发潮热，口干，喜饮冷水，求医治，以凉药投之，数服罔效，四五日浑身沉重，不能举止，四肢强直，耳聋谵语妄言，眼闭不省人事，六脉浮大无力，此气血脾胃虚损至极。余将十全大补汤，去地黄、白芍，加熟附子，一服，须臾病者睡，口鼻痰响，人咸以为服桂、附、参之误。余曰：此病药交攻，不必忧疑也。又强进一服。过一二时许，即能转身动止。次日连进数剂，则诸病次第而潜瘳矣。此病从脉不从症而治之也。(《寿世保元·卷四·发热》)

胃痛

第四章

第一节 概 述

[症状表现]

胃脘疼痛，吞酸嗳气，嘈杂恶心，故皆膈噎反胃之渐者也。古方有九种心痛：曰饮，曰食，曰风，曰热，曰冷，曰悸，曰虫，曰疰，曰去来痛。（《寿世保元·卷五·心胃痛》）

[脉象]

心痛微急，痛甚伏入，阳微阴弦，或短又数；紧实便难；滑实痰积；心痹引背，脉微而大，寸沉而迟，关紧数锐。（《万病回春·卷之五·心痛》）

[病因病机]

胃脘痛者，多是纵恣口腹，喜好辛酸。恣饮热酒煎爆，复食寒凉生冷，朝伤暮损，日积月深，自郁成积，自积成痰，痰火煎熬，血亦妄行，痰血相杂，妨碍升降。（《寿世保元·卷五·心胃痛》）

[治则治法]

脉沉细而迟者易治。浮大弦长者难治。夫所谓冷者，惟一耳，岂可例以热药治之乎！须分新久，若明知身犯寒气，口得寒物而病，于初得之时，当用温散温利之药；若病久，则成郁矣，郁则成热，宜用炒山栀为君，热药为之向导，则邪易伏，病易退。病安之后，若纵恣不改，病必再作，难治矣。此病虽日久不食，不死，必须待服药数剂，痛定，过一日，渐而少食，方得痊安。（《寿世保元·卷五·心胃痛》）

第二节　治疗处方

一、散寒止痛

（一）姜桂汤

【组成】干姜　良姜　官桂各七分　藿香　苍术（米泔制）　厚朴（姜汁炒）　陈皮　甘草（炙）　木香　茴香（酒炒）　枳壳（麸炒）　砂仁　香附（炒）各等份

【煎服法】上剉一剂，姜三片，水煎，磨木香服。

【主治】初起胃脘寒痛。心痛初起者，胃中有寒也。

【加减】痛甚加乳香；手足厥冷，脉沉伏加附子，去良姜。（《万病回春·卷之五·心痛》）

（二）丁胡三建汤

【组成】丁香　良姜　官桂各一钱五分

【煎服法】上剉一剂，水一碗，煎七分。用胡椒五十粒，炒为末，调入药内，顿服。

【主治】胃脘痛属寒者。（《寿世保元·卷五·心胃痛》）

（三）桂附丸

【组成】川乌头（炮，去皮脐）三两　附子三两　干姜（炮）二两　官桂二两　川椒（去目，微炒）二两　赤石脂二两

【制法】上为细末，炼蜜为丸，如梧桐子大。

【服法】每服三十丸，温水下，觉至痛处即止。若不止，加至五十丸，以知为度。若是朝服无所觉，至午后再进二十丸。若久心痛，每服三十丸至五十丸，尽一剂，终身不发。

【主治】治心痛彻背如神。寒邪冷气，入乘心络。或脏腑暴感

风寒，上乘于心，令人卒然心痛，或引背膂，甚则经年不瘥。(《寿世保元·卷五·心胃痛》)

二、泻热止痛

(一) 清热解郁汤

【组成】山栀仁（炒黑）二钱　干姜（炒黑）五分　川芎一钱　黄连（炒）一钱　香附（炒）一钱　枳壳（去瓤，麸炒）一钱五分　苍术（米泔浸）七分　陈皮五分　甘草三分

【煎服法】上剉一剂，生姜三片，水煎热服。服后戒饮食大半日，再服一剂，神效。如痛甚，加姜汁二三匙，入药同煎。

【主治】胃脘积有郁热，刺痛不可忍者，此方治心胃痛之主方也。(《寿世保元·卷五·心胃痛》)

(二) 清膈散

【组成】柴胡二钱　黄芩一钱半　黄连　枳实　栀子（酒炒）　竹茹　赤芍各一钱　甘草三分

【煎服法】上剉一剂，生姜一片，水煎服。

【主治】治心胃刺痛，憎寒壮热，口干烦躁不卧，时痛时止。

【加减】痛甚加姜汁三匙。(《万病回春·卷之五·心痛》)

(三) 清上饮

【组成】柴胡　黄芩　赤芍　厚朴　枳实　栀子　郁金　黄连　半夏　青皮　大黄　芒硝　甘草

【煎服法】上剉，生姜三片，水煎热服。

【主治】治心胃刺痛，并两胁肋痛，呕吐、胸痞、大便坚，六脉数，或发热口干。(《寿世保元·卷五·心胃痛》)

(四) 芎术姜栀二陈汤

【组成】川芎一钱　干姜（炮）一钱　苍术（米泔制）一钱　栀子（炒）一钱　陈皮（去白）二钱二分　半夏（姜汁炒）一钱　茯苓（去皮）一钱　甘草五分

【煎服法】上剉一剂，生姜五片，水煎。正痛时温服痛止，待半日方可饮食。

【主治】素有痰火，胃脘急痛不可忍者，食不能消。(《万病回春·卷之五·心痛》)

三、活血化瘀

（一）桃灵丹一

【组成】桃仁五钱　五灵脂（火煨制）五钱

【制法】上为末，醋糊为丸，如梧桐子大。

【服法】每服二十丸，酒下，或醋汤下。

【主治】诸般心腹气痛，或瘀血作痛。(《寿世保元·卷五·心胃痛》)

（二）桃灵丹二

【组成】玄胡索一两　桃仁（去皮，另研）五钱　五灵脂五钱　乳香五钱　没药七钱

【制法】上各为细末，醋糊为丸。

【服法】每服二三十丸。心疼，淡醋汤下；腹痛，干姜汤下，或用黄酒下。

【主治】治心腹痛疼及阴证，或绞肠痧等症。(《万病回春·卷之五·心痛》)

（三）活血汤

【组成】归尾　赤芍　桃仁（去皮）　官桂各五分　玄胡索　乌药　香附　枳壳（去瓤）各一钱　红花五分　牡丹皮　川芎七分　木香（另磨）五分　甘草二分

【煎服法】上剉一剂，姜一片，水煎服。(《万病回春·卷之五·腹痛》)

【主治】热伤胃口，死血作痛。(《万病回春·卷之五·心痛》)

（四）韭荸丸

【组成】当归　川芎　人参　牡丹皮　桃仁　大黄　黄芩　姜黄　三棱　莪术　桔梗　枳壳　半夏　防风　羌活（俱要生用）各等份

【制法】上用韭菜根共一处，酒浸晒干又浸，如此三五次，共为末，水丸，绿豆大。

【服法】每服三五十丸或百丸，茶清下。

【主治】胸膈背后死血积滞疼痛，或吐血后，或劳后饮酒，怒气过多，俱胸背作痛。(《万病回春·卷之五·心痛》)

（五）玄灵散

【组成】五灵脂（去砂石） 元胡索（炒） 莪术（火煨） 良姜（炒） 当归各等份

【服法】上为末，每服二钱，热醋汤送下。

【主治】急心痛。(《寿世保元·卷五·心胃痛》)

（六）三香沉麝丸

【组成】朱砂 血竭 没药各一分 沉香三分 木香五分 麝香半分

【制法】上剉为末，瓷器煮，生甘草膏丸如皂角子大。

【服法】每服一丸。姜、盐汤嚼下。

【主治】诸血诸气痛不可忍，及心脾气血诸痛。又治血滞腰痛，妇人产后气血痛并主之，亦治脾痛血滞腰痛，用续断、牛膝、桃仁炒，煎温汤送下。血晕，用乳香泡汤研化服。(《寿世保元·卷五·心胃痛》)

四、消食化积

（一）神保丸

【组成】木香二钱五分 胡椒二钱五分 全蝎全者七枚 巴豆（去皮心，研，去油）十枚

【制法】上为末，入巴豆霜，再研，汤浸，蒸饼为丸，如麻子大，朱砂三钱为衣。

【服法】每服三十粒。

【主治】诸积气为痛，心膈痛、腹痛、血积痛、肾气痛、胁下痛、大便不通、气噎、宿食不消等症。

【加减】心膈痛，柿蒂、灯心汤下。腹痛，柿蒂、煨姜汤送下。血积痛，炒姜、醋汤下。肺气盛者，白矾、蛤粉、黄丹各一钱，同研为散，煎桑白皮、糯米饮调三钱下。气喘，桑白皮、糯米饮下。

肾气痛、胁下痛，炒茴香、酒下。大便不通，蜜调槟榔末一钱下。气噎，木香汤下。宿食不消，茶下，或酒浆饮任下。酒面热毒过度，痰饮致臂痛，柿蒂汤下。诸气，惟膀胱气、胁下痛最难治，独此药能去之。有人病项筋痛，诸医皆以为风，治之数月不瘥，乃流入背脊。久之又注右胁，挛痛甚苦，乃合服之，一投而瘥，再服除根。（《寿世保元·卷五·心胃痛》）

（二）无价金丹

【组成】白术（去芦，炒）三两　枳实（麸炒）一两　苍术（米泔浸，炒）二两　猪苓一两　麦芽（炒）　神曲（炒）　半夏（汤泡）各二两　泽泻　赤猪苓（去皮）　川芎　黄连（陈土炒）　白螺师壳（煅）各七钱　砂仁　草豆蔻　黄芩（陈土炒）　青皮（去瓤）　莱菔子（炒）生姜各五钱　陈皮（去净白）　香附子（童便炒）　瓜蒌仁　槟榔各三钱　川厚朴（去皮，姜炒）二钱　木香二钱　甘草二钱

【制法】上为细末，青荷叶泡汤浸晚粳米，研粉作糊为丸，如梧桐子大。

【服法】每服七十丸，多至百丸，米汤送下。

【主治】男妇小儿，惯常心腹作痛，宜服此一料，以拔病根，永不再发，此药能清痰涎，消食积、酒积、肉积、茶积，一切诸积在胃脘，当心而痛，及痞满、恶心、嘈杂、呕吐、嗳气、吞酸、脾痛、诸痛，神效。

【加减】吞酸，加吴茱萸（汤泡），寒月用五钱，热月用二钱半。久病挟虚，加人参、扁豆、石莲肉各五钱。时常口吐清水，加炒滑石一两、牡蛎（煅）五钱。（《寿世保元·卷五·心胃痛》）

（三）破积散

【组成】香附米（醋浸煮干）四两　栀子仁（炒黑）二两　三棱莪术　郁金　枳壳　黄连　大黄各一两

【制法】上共为细末，水丸如梧桐子大。

【服法】每服三二十丸，淡姜汤送下。

【主治】治心气痛、食积肚腹痛、饮热积块痛，症属实热者宜

服。(《万病回春·卷之五·心痛》)

五、理气化痰

(一)枳缩二陈汤

【组成】枳实（麸炒） 砂仁 半夏（姜汁制） 陈皮 香附各二钱 木香 草豆蔻 干姜（炒）各五分 厚朴（姜汁炒） 茴香（酒炒） 玄胡索各八分 甘草三分

【煎服法】上剉一剂，姜三片，水煎，入竹沥磨木香同服。

【主治】治痰涎在心膈上，攻走腰背，呕哕大痛。心膈大痛，攻走腰背，厥冷呕吐者，是痰涎在心膈也。以先用鹅管探吐，痰涎出后用枳缩二陈汤。(《万病回春·卷之五·心痛》)

(二)九气汤

【组成】香附米 郁金 甘草

【煎服法】上剉，生姜三片，煎服。

【主治】膈气、风气、寒气、忧气、惊气、喜气、怒气、山岚瘴气、积聚痞气，心腹刺痛，不能饮食，时止时发，攻则欲死，并治，神效。(《万病回春·卷之五·心痛》)

(三)枳实大黄汤

【组成】枳实 大黄 槟榔 厚朴各二钱 木香（另研）五分 甘草三分

【煎服法】上剉一剂，水煎服。

【主治】大便结实不通，胃中痛者。心痛大便实者，宜利，则痛随利减也。(《万病回春·卷之五·心痛》)

(四)利气丸

【组成】大黄（生）四两 黑牵牛（头末）四两 香附米（炒） 木香 槟榔 枳壳（麸炒） 青皮（去瓢） 陈皮 莪术（煨） 黄连各二两 黄柏三两

【制法】上为细末，水丸如梧桐子大。

【服法】每服五十丸，或一百丸，临卧时淡姜汤送下，以利为度；如不利，再加丸数。(《万病回春·卷之三·诸气》)

【主治】心痛原素喜食热物者，死血留于胃口也。（《万病回春·卷之五·心痛》）

（五）沉香化滞定痛丸

【组成】沉香三钱　没药五钱　大黄（炒）五钱　瓦楞子（火煅红，醋一日）一个　莪术三钱　玄胡索（酒炒）二钱　乳香二钱

【制法】上为细末，醋糊为丸，如绿豆大。

【服法】每服九丸，壮实者十一丸，白滚水送下。行二次，米汤补之即安。

【主治】专治胃脘痛、胸中满闷、停痰积块、滞气壅塞，不拘远年，心胃痛，服之即效，屡屡有验。（《万病回春·卷之五·心痛》）

六、驱虫止痛

（一）乌梅丸

【组成】当归四钱　人参六钱　炮姜一两　肉桂六钱　大附子（炮）六钱　川椒（去目，炒）四钱　细辛六钱　黄连（酒炒）一两六钱　黄柏（酒炒）六钱

【制法】上为细末。乌梅三十个，去核捣烂，入蜜为丸。如梧桐子大。乌梅用好醋浸一宿，去核，于五升米饭上蒸熟，杵如泥，和药令相得，纳臼中，杵三千下，入蜜，和为丸。

【服法】每服五十丸，空心盐汤送下。

【主治】胃冷，蛔虫上攻，心痛呕吐，四肢冷。又治胃腑发咳，咳而呕，呕甚则长虫出。（《寿世保元·卷五·心胃痛》）

（二）化虫丸

【组成】鹤虱三钱　胡粉（炒）　枯矾　苦楝根皮（去浮皮）　槟榔各五钱

【制法】上为细末，面糊为丸，如梧桐子大。

【服法】每服十五丸，米饮入真芝麻油一二点，打匀服之，其虫小者化为水，大者自下。

【主治】虫攻心痛，并腹中块块，按之不见，往来痛，无休止。

（《寿世保元·卷五·心胃痛》）

（三）椒梅汤

【组成】乌梅 花椒 槟榔 枳实 木香（另研） 香附 砂仁 川楝子（去核） 肉桂 厚朴 干姜 甘草各等份

【煎服法】上剉一剂，生姜一片，水煎服。（《万病回春·卷之五·腹痛》）

【主治】心痛胃口有虫作痛者，时痛时止，面白唇红是也。（《万病回春·卷之五·心痛》）

七、 益气健脾

补中益气汤

【组成】黄芪（蜜炒）一钱五分 人参一钱 白术（去芦炒）一钱五分 当归（酒洗）一钱五分 陈皮七分 柴胡六分 升麻八分 甘草（炙）五分 半夏 茯苓 吴茱萸

【煎服法】上剉一剂，姜、枣煎服。

【主治】心腹疼痛，每作必胸满，呕吐厥冷，面赤唇麻，咽干口燥，寒热不时，而脉洪大，屡服寒凉损真之故，内真寒而外假热也，且脉弦洪而有怪状，乃脾气损亏，肝木乘之而然，当暖补其胃。（《寿世保元·卷五·心胃痛》）

八、 验方

一方用良姜末三分，米汤调下，立已。（《寿世保元·卷五·心胃痛》）

心胃刺痛不可忍者，胃口冷气所致者。干姜（炒）、官桂、苍术（米泔浸炒）、半夏（姜汁炒），上剉，生姜煎服。（《寿世保元·卷五·心胃痛》）

一切气痛、心痛、肚痛及冷气痛。良姜一两五钱、吴茱萸（炒）四两、胡椒一两，上为末，每服五分，轻者三分，用飞过盐三分，温酒调服。（《寿世保元·卷五·心胃痛》）

气自腰腹间攻心，痛不可忍，腹中冰冷，自汗如洗，手足挛急厥冷。山栀子（连皮捣碎，炒黑）大者四十九个、大附子（炮，去

皮脐）一枚，上为粗末，每服二三钱，酒煎八分，入盐一捻，温服。（《寿世保元·卷五·心胃痛》）

徐四可治胃脘痛，用炒盐一钱、生姜七片，水煎一钟，温服，立止。（《寿世保元·卷五·心胃痛》）

心腹痛，不问寒热新久，一服立止。官桂一钱五分、白芍（酒炒）二钱、甘草五分，上剉，水煎服。如感冒寒邪，加香、苏。如有热，加芩、连。如大便闭，及下痢初起，任服凉药不通，腹痛不止，加大黄、枳壳，立效。（《寿世保元·卷五·心胃痛》）

一治胃脘痛甚，诸药不效者。黄连六钱、大附子（去皮脐，炮）一钱，上剉一剂，生姜三片、枣一枚，水煎，稍热服。（《寿世保元·卷五·心胃痛》）

心疼、肚腹痛、小肠气积块冷气等症，属虚寒者宜服。当归、川芎、陈皮、茯苓、砂仁、官桂、玄胡索各一钱，丁香五分，三棱一钱半，莪术二钱，槟榔二钱，甘草五分，上剉一剂，水煎温服，神效。忌房劳。（《万病回春·卷之五·心痛》）

一治心气及胃脘诸痛，郁火所致者。肥栀子（去壳，姜汁炒黑）十五枚、抚芎一钱、香附（童便炒）一钱，上锉，水煎三滚，入姜汁三四匙，再煎一滚，去渣，入百草霜二匙，调和服之。（《寿世保元·卷五·心胃痛》）

一治心胃痛不可忍者，或心神恍惚，栀子（炒）、黄连（炒），二味，停用茯苓、茯神减半，水煎服，立止。（《寿世保元·卷五·心胃痛》）

一治因多食煎炒、烧饼、米拌熟面之类，以致热郁胃脘。当心而痛，或呕吐不已，渐成翻胃。黄连六钱、甘草一钱，上剉，水煎温服，立止。（《寿世保元·卷五·心胃痛》）

一治胃脘心气作痛，有热者。酒饼（炒）、栀子（炒）、石膏（煅）各三钱，上剉，水煎，一服立止。（《寿世保元·卷五·心胃痛》）

治虫咬心痛，凤眼草（即椿树枯用子）、乳香各等份，上为末，面糊丸，如樱桃大。每服一丸，黄酒送下。（《万病回春·卷之五·心痛》）

苦楝汤，治虫咬心痛。用苦楝根皮，煎汤服之。(《万病回春·卷之五·心痛》)

一论有虫者，必面上斑白唇红，又痛后便能食，时作时止是也，是二陈汤加苦楝根皮煎服。上半月虫头向上，易治。下半月虫头向下，难治。或曰：痛而久卧不安，自按心腹，时大叫，面色或青或黄，唇缓，目无睛光者，此虫痛也。(《寿世保元·卷五·心胃痛》)

一治蛔虫作痛神方，用苦楝根上皮，洗净，白水煎，露一宿，次日早，烧猪肉一块，嗅其气，然后服药，其法，上半月服，其虫尽下。(《寿世保元·卷五·心胃痛》)

一治寸白虫作痛，用酸石榴东南根二两，槟榔五钱、大黄五钱，白水煎，露一宿，次日五更冷服，未服先烧些猪肉，嗅其气，不可食，其药上半月服之，立效。(《寿世保元·卷五·心胃痛》)

第三节 医案例举

一、泻热止痛案

进士中寰何公夫人，患经行胃口作痛，憎寒发热。一医以四物汤加官桂、香附服之，即吐血而痛愈甚。余见六脉洪数，乃郁火也。以山栀二两，姜汁炒黑色，一服立愈。(《万病回春·卷之五·心痛》)

二、益气健脾案

一妇人，怀抱郁结，不时心腹作痛，年久不愈，诸药不应，余用归脾加炒山栀而愈。(《寿世保元·卷五·心胃痛》)

一唐仪部，胸内作痛月余，腹亦痛，左关弦长，右关弦紧。此脾虚肝木所乘，以补中益气加半夏、木香，二剂而愈，又用六君子汤二剂而安。此面色黄中见青。(《寿世保元·卷五·心胃痛》)

一妇人，胃脘当心而痛剧，右寸关俱无，左虽有，微而似绝，手足厥冷，病势危笃，察其色，眼胞上下青黯。此脾虚肝木所乘，用参、术、茯苓、陈皮、甘草补其中气，用木香和胃以行肝气，用吴茱萸散脾胃之寒止心腹之痛，急与一剂，俟滚先服，煎熟再进，

诸病悉愈。何可泥其痛无补法，而反用攻伐之药，祸不旋踵！（《寿世保元·卷五·心胃痛》）

三、 先攻下积滞，后益气健脾案

一教谕年五十一岁，因酒食过饱，胃脘作痛。每食后，其气自两肩下及胸，次至胃口，痛不可忍。令人将手重按痛处，逾时忽响动一声痛遂止。如此八年，肌瘦如柴。余诊六脉微数，气口稍大有力。以神祐丸一服下之，其痛如失。后以参苓白术散调理复原。（《万病回春·卷之五·心痛》）

四、 驱虫止痛案

一妇，年四旬，心胃刺痛，时痛时止，不思饮食，食则即吐，手足厥冷，胸中痞闷，口干作渴。余曰：此胃中有虫也，以二陈汤，加槟榔、枳实、乌梅、花椒、炒黑干姜、苦楝根皮、生姜，煎一服。打虫下一大碗，遂止。（《寿世保元·卷五·心胃痛》）

五、 行气活血案

一人，心胃刺痛，手足梢冷，出汗，指甲青，百药不效，余用当归三钱煎汤，外用水磨木香、沉香、乌药、枳壳，磨浓调服，立止。（《寿世保元·卷五·心胃痛》）

痞满

第五章

第一节　概　述

[症状表现]

痞者，心下痞满而不能食也。（仲景云：满而不痛为痞，满而痛为结）夫痞满者，非痞块之痞也，乃胸腹饱闷而不舒畅也。（《万病回春·卷之三·痞满》）

[脉象]

痞满与胀满不同，胀满是内胀而外亦形，痞则内觉痞闷而外无胀急之形也。（《寿世保元·卷三·痞满》）

痞满滑大，痰火作孽；弦伏中虚，微涩衰劣。（《万病回春·卷之三·痞满》）

脉来坚实者顺，虚弱者逆。（《寿世保元·卷三·痞满》）

[病因病机]

盖由阴伏阳蓄，气血不运而成，位心下之中，腹满痞塞，皆土邪之所为耳。有因误下，里气虚，邪乘虚而入于心之分野。（《寿世保元·卷三·痞满》）

有气虚中满，有血虚中满，有食积中满，有脾泄中满，有痰膈中满，皆是七情内伤、六淫外侵，或醉饱饥饿失节，房劳过度，则脾土

虚而受伤，转输之官失职，胃虽受谷，不能运化，故阳自升而阴自降，而成天地不交之痞不通泰也。(《万病回春·卷之三·痞满》)

[治则治法]

有因食痰积，不能施行而作痞者。有湿热太甚，上来心下，而为痞者。治之用黄连、黄芩、枳实之苦以泄之，生姜、半夏、厚朴之辛以散之，人参、白术之甘温以补之，茯苓、泽泻之咸淡以渗之，大概与湿同治，使上下分消可也。(《寿世保元·卷三·痞满》)

盖阴伏阳蓄，治用香砂养胃汤、加减枳壳丸，调养脾胃，使心肺之阳下降，肝肾之阴上升，而成天地交泰，是无病也。(《万病回春·卷之三·痞满》)

内伤元气而痞满者，宜大补气也。加减补中益气汤，治内伤心下痞满。脉缓有痰而痞加半夏、黄连；脉弦、四肢满闷、便难而心下痞加黄连、甘草、柴胡；大便闭燥加黄连、桃仁，少加大黄、当归身；心下痞、饱闷加白芍、黄连；心下痞腹胀加白芍、砂仁、五味子，如天寒少加干姜、官桂；心下痞或中寒者加附子、黄连；心下痞、呕逆者加陈皮、生姜、黄连；冬月加黄连，少加丁香、藿香；能食而心下痞加枳实三钱、黄连五分；如不能食，心下痞者勿加之，只根据本方；食以后心下痞者，则服橘皮枳实丸。(《万病回春·卷之三·痞满》)

痞满胸膈不通泰，令人夯闷久不瘥。一消一补慢调和，莫行利药徒伤害。(《种杏仙方·卷一·痞满》)

痞满胸膈欠舒畅，七情六淫不升降，治宜开郁以宽中，能分虚实方停当。(《云林神彀·卷二·痞满》)

第二节　治疗处方

一、清热化湿

（一）解郁和中汤

【组成】陈皮（去白）一钱二分　赤茯苓一钱　半夏八分　青皮

（去瓤，醋炒）五分　香附米（童便炒）一钱　枳壳（麸炒）一钱　栀子一钱　黄连（姜汁炒）七分　神曲（炒）七分　厚朴（姜炒）七分　前胡八分　苏子（研碎）七分　生甘草四分

【煎服法】上剉一剂，姜五片，水煎热服。

【主治】胸膈痞满，内热夜不安卧，卧则愈闷。（《万病回春·卷之三·痞满》）

（二）大消痞丸

【组成】黄连（去芦须，土炒）　黄芩（去朽，土炒）各六钱　枳实（麸炒）五钱　半夏（泡）　陈皮　厚朴（姜汁炒）各四钱　白术（去芦）姜黄各一两　猪苓　泽泻　砂仁各三钱　干生姜二钱　人参四钱　神曲（炒）　甘草（炙）各二钱

【煎服法】上为末，蒸饼为丸，如梧桐子大。每服五十丸至百丸，空心白汤送下。

【主治】一切心下痞及年久不愈者。（《万病回春·卷之三·痞满》）

二、理气化痰

（一）养胃汤

【组成】香附　砂仁　木香　枳实（麸炒）各七分　白术（去芦）茯苓（去皮）　半夏（姜汁炒）　陈皮各一钱　白豆蔻（去壳）七分　藿香厚朴（姜汁炒）各七分　甘草（炙）二分

【煎服法】上剉一剂，生姜三片、枣一枚，水煎，食后服。

【主治】胸腹痞满。

【加减】瘦人心下痞闷，加炒黄连，去半夏；血虚中满，加当归、白芍，去半夏；食积中满加炒神曲、山楂、麦芽，去白术、半夏；肥人心下痞闷加苍术；气虚中满加人参，去半夏；痰膈中满加栝楼仁、贝母、桔梗、竹沥、姜汁少许，去白术、半夏；脾泄中满加炒苍术、炒白芍，去半夏。（《万病回春·卷之三·痞满》）

（二）加味二陈汤

【组成】陈皮二钱　半夏（姜炒）二钱　枳实（麸炒）一钱　黄连

（姜炒）六分　山楂（去子）二钱　木香八分　青皮（去瓤）二钱　白茯苓（去皮）三钱　砂仁八分　甘草八分

【煎服法】上剉，生姜煎服。

【主治】按之坚而软，无块为痞，多是痰气郁结，或饮食停滞者。（《寿世保元·卷三·痞满》）

（三）内消丸

【组成】青皮　陈皮　三棱（煨）　莪术（煨）　神曲（炒）　麦芽　香附（炒）各等份

【制法】上为细末，醋糊为丸，如梧桐子大。

【服法】每服三五十丸，清茶送下。

【主治】痞闷气结食积。（《寿世保元·卷三·痞满》）

三、益气健脾

（一）平补枳术丸

【组成】白术（去芦，土炒）三两　白芍（酒炒）一两　陈皮　枳实（麸炒）　黄连（酒炒）各一两　人参　木香各五钱

【制法】上为细末，荷叶煎汤，打米糊为丸，如梧桐子大。

【服法】每服五十丸，食远米汤下，渐加至六七十丸。

【主治】痞满。

【功效】调中，补气血，清痞清热，攻补兼施，简而当也。（《寿世保元·卷三·痞满》）

（二）加减补中益气汤

【组成】黄芪（蜜炒）一钱五分　人参一钱　白术（去芦，炒）一钱五分　当归（酒洗）一钱五分　陈皮七分　柴胡六分　升麻八分　甘草（炙）五分

【煎服法】上剉一剂，姜、枣煎服。

【主治】内伤元气脾胃，而作心下痞者，宜大补元气也。（《寿世保元·卷二·内伤》）

【加减】如脉缓，有痰而痞，加半夏、黄连。脉弦，四肢满闭，

便难而心下痞，加黄连、柴胡、甘草。大便闭燥，黄连、桃仁，少加大黄、归身。心下痞，胸闷，加白芍、黄连。心下痞，腹胀，加白芍、砂仁、五味子。如天寒，少加干姜，或官桂。心下痞，中寒者，加附子、黄连。心下痞，呕逆者，加陈皮、生姜、黄连。夏月，加黄连，少加丁香、藿香。能食而心下痞，加枳实三钱、黄连五分。如不能食，心下痞者，勿加之，根据本方。食已心下痞，则服前枳术丸而愈。(《寿世保元·卷三·痞满》)

（三）枳术丸

【组成】枳实（麸炒）一钱　白术三分

【煎服法】水一钟，煎至七分温服。

【主治】心下坚如盘。(《鲁府禁方·卷一·痞满》)

四、验方

一腹中窄狭，须用苍术。若肥人自觉腹中窄狭，乃是湿痰流注脏腑，气不升降，燥饮，用苍术、香附行气。如瘦人自觉腹中窄狭，乃是热气熏蒸脏腑，宜黄连、苍术。(《寿世保元·卷三·痞满》)

心下坚，如盘者，枳实（麸炒）一钱、白术（去芦）三钱，上判一剂，水煎，温服。(《寿世保元·卷三·痞满》)

治胸膈壅滞，去痰开胃，消酒食用半夏，洗，焙干为末，姜汁和作饼，纸裹水湿火煨。用饼一块，入盐半钱，水煎温服。(《种杏仙方·卷一·痞满》)

一方治诸气痞结满闷。用枳壳、桔梗各二钱，甘草五分，生姜五片煎服。加香附一钱尤效。(《种杏仙方·卷一·痞满》)

一方治痞满。用糖房内糖浆，温饮一二碗，效。(《种杏仙方·卷一·痞满》)

第三节 医案例举

一男子，胸膈作痞，饮食难化，服枳术丸，久而形体消瘦，发热口干，脉浮大而微，用补中益气加姜、桂，诸症悉退。唯见脾胃虚寒，遂用八味丸，补命门相火，不月而饮食进，三月而形体充。此症若不用前丸，多变腹胀喘促、腿足浮肿、小便淋涩等症，急用加减肾气丸，亦有得生者。（《寿世保元·卷三·痞满》）

第六章

呕吐

第一节　概　述

[症状表现]

呕吐者，饮食入胃而复逆出也。有声无物谓之哕，有物无声谓之吐，呕吐谓有声有物。(《寿世保元·卷三·呕吐》)

[脉象]

呕吐无他，寸紧滑数，微数血虚，单浮胃薄，芤则有瘀，最忌涩弱。(《万病回春·卷之三·呕吐》)

脉滑数为呕，代者霍乱。微滑者生，涩数者凶断。(《寿世保元·卷三·呕吐》)

[病因病机]

胃气有所伤也，中气不足所致。(《寿世保元·卷三·呕吐》)

夫小儿吐泻，皆因六气未完，六淫易侵，兼以调护失常，乳食不节，遂使脾胃虚弱，清浊相干，蕴作而然，大概有冷、有热、有食积三者之不同也。(《寿世保元·卷八·吐泻》)

呕吐者，乳食伤胃也。(《万病回春·卷之七·呕吐》)

呕吐有声亦有物，胃气损伤食即出，症有寒热并虚痰，对症投方慎毋忽。(《云林神彀·卷二·呕吐》)

[治则治法]

有外感寒邪者，有内伤饮食者，有气逆者，三者俱以藿香正气散加减治之。有胃热者，清胃保中汤。有胃寒者，附子理中汤。有呕哕痰涎者，加减二陈汤。有水寒停胃者，茯苓半夏汤。有久病胃虚者，比和饮。医者宜审而治之也。（《寿世保元·卷三·呕吐》）

盖冷者，脾胃虚寒，水谷不化，小便白而大便青，或如糟粕，手足厥冷，或吐或泻，宜助胃膏主之。如上之证，或兼有外感风寒，内伤生冷，身热，乍凉乍热，作吐泻者，宜藿香正气散主之。热者，脾胃有湿，大便黄而小便赤，口干烦渴，四肢温暖，或吐或泻，宜甘露散主之。如上之候，有兼中暑受热，作吐泻者，宜茹苓汤主之，或益元散亦可。食积者，因伤食过多，积滞脾胃，则肚胀发热，若吐如酸馊气，若泻如败卵臭，宜万亿丸，微利即愈。利后不愈，乃脾胃虚弱，仍以助胃膏主之。凡吐泻初起，即服烧针丸镇固之，即效。大抵吐泻之证，多因乳食以伤脾胃，乳食伤胃，则为呕吐，乳食伤脾，则为泄泻，吐泻不止，渐到日深，导其胃气之虚，慢惊之候，自此而得，可不慎乎！（《寿世保元·卷八·吐泻》）

呕谓有声吐有物，寒热伤胃食即出。和胃清火化痰涎，半夏生姜以为率。（《种杏仙方·卷一·呕吐》）

第二节　治疗处方

一、散寒止呕

（一）理中汤

【组成】人参　茯苓（去皮）　白术（去芦）　干姜（炒）　陈皮　藿香　丁香　半夏（姜汁炒）　砂仁（炒）　官桂各二分

【煎服法】上剉一剂，生姜三片、乌梅一个，水煎，徐徐温服。

【主治】胃寒呕吐清水冷涎。呕哕清水冷涎，脉沉迟者，是寒吐也。

【加减】寒极手足冷，脉微、吐不出者，加附子，去官桂；烦

躁加辰砂、炒米。(《万病回春·卷之三·呕吐》)

（二）附子理中汤

【组成】人参三钱　白术（去芦，炒）二钱　干姜一钱　甘草（炒）一钱　大附子（面裹，煨，去皮脐）一钱

【主治】阴证呕吐，或手足厥冷，腹痛，属虚寒，冷甚者。(《寿世保元·卷三·呕吐》)

（三）藿香正气散

【组成】藿香二钱　紫苏　陈皮　厚朴（姜汁，炒）　半夏（姜汁，炒）　白术（炒，去芦）　白茯苓（去皮）　桔梗　大腹皮　白芷各一钱甘草五分

【煎服法】上剉一剂，生姜、枣子煎服。

【主治】外感寒邪呕吐者。(《寿世保元·卷三·霍乱》)

【加减】内伤饮食呕吐者，砂仁八分、山楂二钱、神曲二钱。气逆呕吐者，加木香八分、砂仁八分、白豆蔻八分。(《寿世保元·卷三·呕吐》)

（四）定吐饮

【组成】半夏（汤泡透切片，焙干为末）二两　生姜（洗净，和皮）一两　薄桂（去粗皮、锉）三钱

【煎服法】上姜切作小方块，如绿豆大，同前半夏和匀，入小铛内，慢火顺手炒，令香熟，待干方下桂再炒匀，微有香气，以纸摊开地上去火毒，候冷，略播去黑焦末。每服二钱，水一盏、姜三片，煎七分，空心，少与缓服。

【主治】吐逆，投诸药不止，服此神效。(《万病回春·卷之七·呕吐》)

（五）定吐紫金核

【组成】丁香　木香　藿香　半夏（姜汤泡七次）　人参（去芦）　白术（去芦）各一钱

【煎服法】上为末，姜汁打糊为丸，如枣核大，用沉香、朱砂各一钱为衣，阴干。每用一丸，用枣一枚去核，放药丸在内，姜片

夹，湿纸裹，灰火内煨熟，去姜纸，嚼吃，用米饮压之。

【主治】呕吐。(《万病回春·卷之七·呕吐》)

二、清热和胃

(一) 黄连竹茹汤

【组成】黄连 (姜汁炒)　山栀 (炒黑)　竹茹各一钱　人参五分　白术 (去芦)　茯苓 (去皮)　陈皮　白芍 (炒)　麦门冬 (去心)　甘草各三分　炒米一撮

【煎服法】上剉一剂，乌梅一个、枣一枚，水煎。徐徐温服。

【主治】治胃热烦渴呕吐。烦渴脉数呕哕者，是热吐也。

【加减】发热加柴胡。(《万病回春·卷之三·呕吐》)

(二) 保中汤

【组成】藿香梗　白术 (去芦) 各一钱　陈皮　半夏 (姜制)　白茯苓 (去皮) 各八分　黄连 (土炒)　黄芩 (去朽，土炒)　山栀 (姜汁炒) 各一钱　砂仁三分　甘草二分

【煎服法】上剉一剂，生姜三片，长流水和胶泥澄清二钟，煎至一钟，稍冷顿服。

【主治】此方治胃中痰火呕吐。(《古中医鉴》)

治呕吐不止，饮食不下。呕吐者，有声有物，胃气有所伤也。(《万病回春·卷之三·呕吐》)

(三) 清胃保中汤

【组成】藿香一钱　白术 (土炒) 一钱　陈皮八分　半夏 (姜炒) 八分　砂仁五分　黄连 (土炒) 一钱　白茯苓三钱　黄芩 (土炒) 一钱　栀子 (姜炒) 二钱　甘草四分

【煎服法】上剉一剂，生姜三片，长流水和黄泥搅，澄清二钟，入药煮至一钟，稍冷服。

【主治】胃虚有热呕吐者。

【加减】加枇杷叶 (去毛) 一钱。气逆吐甚，加伏龙肝一块。因气，加香附 (炒) 一钱、枳实 (麸炒) 八分、白术一钱。心烦不寐，加竹茹二钱。酒伤脾胃，加干葛八分、天花粉三钱、白豆蔻八

分。(《寿世保元·卷三·呕吐》)

（四）竹茹汤

【组成】半夏（姜汁炒）二钱　干葛二钱　青竹茹四钱　甘草（生）八分

【煎服法】上剉，姜、枣煎温。或加前胡三分。

【主治】胃热而呕吐，欲知胃热，手足心皆热者是。(《寿世保元·卷三·呕吐》)

三、理气化痰

（一）二陈汤

【组成】陈皮　半夏（姜炒）　茯苓（去皮）　甘草　人参　白术　竹茹　砂仁　山栀（炒）　麦门冬（去心）各等份　乌梅一个

【煎服法】上剉一剂，姜三片、枣一枚，水煎，不拘时徐徐温服。

【主治】痰火呕吐也。呕哕痰涎者，是痰火也。(《万病回春·卷之三·呕吐》)

（二）加减二陈汤

【组成】陈皮二钱　半夏（姜炒）二钱　白茯苓（去皮）三钱　甘草八分　人参二钱　白术一钱五分　竹茹二钱　砂仁八分　山栀三钱　麦门冬（去心）一钱

【煎服法】上剉一剂，生姜三片、枣一枚，水煎，徐徐温服。

【主治】呕哕痰涎者。(《寿世保元·卷三·呕吐》)

（三）茯苓半夏汤

【组成】茯苓（去皮）　半夏（姜汁炒）　陈皮　苍术（米泔浸炒）　厚朴（姜汁炒）各一钱　砂仁五分　藿香八分　干姜（炒）三分　乌梅一个　甘草三分

【煎服法】上剉一剂，水一钟、生姜三片，煎至六分，不拘时徐徐温服。

【主治】水寒停胃呕吐。水寒停胃呕吐者，宜燥湿也。(《万病回春·卷之三·呕吐》)

（四）金枣丸

【组成】木香　半夏　南星（汤泡透，姜汁炒）各三钱　丁香　陈皮各二钱　砂仁　藿香各五钱　人参一钱半

【煎服法】上为细末，姜汁打糊和成锭，辰砂为衣，淡姜汤送下。

【主治】小儿呕吐不止。（《寿世保元·卷八·吐泻》）

四、健脾益气

（一）六君子汤

【组成】人参（去芦）　白术（去芦）　茯苓（去皮）　白芍（炒）山药（炒）　当归各一钱　藿香　砂仁各五分　莲肉十粒　乌梅一个半夏（姜汁炒）　陈皮各八分　甘草三分　炒米百粒

【煎服法】上剉一剂，生姜三片、枣一枚，水煎，徐徐温服。

【主治】久病胃虚呕吐。久病呕吐者，脾胃不纳谷也。

【加减】恶心者，心中兀兀然无奈，欲吐不吐，欲呕不呕，此为恶心，非心经病。胃口有寒、有热、有痰火、有胃虚、有停食、有水饮，与呕吐同治法。（《万病回春·卷之三·呕吐》）

（二）比和饮

【组成】人参一钱　白术一钱　白茯苓（去皮）一钱　藿香五分陈皮五分　砂仁五分　神曲（炒）一钱　甘草（炙）三分

【煎服法】上剉一剂，用陈仓米一合，顺流水二钟，煎沸，泡伏龙肝，研细，搅浑，澄清。取一钟，生姜三片、枣二枚，同煎七分，稍冷服，别以陈仓米煎汤，时啜之，日进药二三服，即止，神效。

【主治】久病胃虚，呕吐，月余，不纳水谷，闻食即呕，闻药亦呕者。（《寿世保元·卷三·呕吐》）

五、验方

一治，呕吐属热者。黄连（姜炒）一钱、石膏（火煅）二钱，上为末，白滚水送下。（《寿世保元·卷三·呕吐》）

一治，热吐不止。栀子（炒黑）、朴硝各等份，上为末，每服二三匙，白滚水送下。(《寿世保元·卷三·呕吐》)

一治，热证呕吐，或憎寒发热口苦，小柴胡汤，多加生姜、人参，或加乌梅。(《寿世保元·卷三·呕吐》)

一治，胃气冷，饮食即欲吐，白豆蔻五钱，为末，以好酒一盏，微温调服，日三盏。(《寿世保元·卷三·呕吐》)

一治，冷涎呕吐，阴证干呕。吴茱萸（汤泡，炒）一钱半、生姜二片、人参三分、大枣五个，上剉，水煎，食前服。(《寿世保元·卷三·呕吐》)

一论，大肠结燥，呕吐不止，汤药不入，老人、虚人多有此证，幽门不通，上冲窍门，呕吐泛满之症，法须先以蜜导煎通其幽门，然后服药。盖人身之气，上下周流。下不通，必宣其上，如前吐法是也。上不安，必撤其下也。藿香、厚朴（姜炒）、陈皮、白术（去芦炒）、白茯苓（去皮）各一钱、砂仁（炒）五分、枇杷叶（擦去白毛）三片、甘草三分、生姜一钱，上剉，水煎服。(《寿世保元·卷三·呕吐》)

治呕吐不已兼恶心，用生姜一大碗，直切薄片，勿令折断，层层掺盐于内，以水湿苎麻密缠，外用纸包、水湿，火煨令熟，取去麻纸，用姜捣烂，和稀米饮服之。(《种杏仙方·卷一·呕吐》)

一方，治呕吐日夜不止。用生半夏五钱捣碎，生姜五片，水煎热服，立止。(《种杏仙方·卷一·呕吐》)

一方，治胃寒呕吐不止。用陈皮三钱、生姜六钱，水煎热服。(《种杏仙方·卷一·呕吐》)

一方，治胃中素热，恶心，呕哕。用陈皮二钱、栀子三钱、炒青竹茹一钱半，水煎，入姜汁，温服。(《种杏仙方·卷一·呕吐》)

一方，治胃虚呕吐。用粟米汁二合、生姜汁一合，同服之，立止。(《种杏仙方·卷一·呕吐》)

一方，治注船，大吐发渴，若饮水即死，以童便饮之最妙。(《种杏仙方·卷一·呕吐》)

一方，治吐逆不止。用好黄丹四两，筛过，好米醋半升，同药

入铫内，煮令干。却用炭火煅透红，研末，粟米饭为丸，如梧桐子大。每七丸，煎醇汤下。(《种杏仙方·卷一·呕吐》)

卒暴呕吐，虚弱困乏无力，及久病患呕吐，饮食入口即吐者，人参一两，切片，水煮。徐徐服之，立止。(《寿世保元·卷三·呕吐》)

阴虚于下，令人多呕者，乃诸阳气浮，无所依从。故呕咳上气喘。以六味地黄丸，盐汤送下。(《寿世保元·卷三·呕吐》)

第三节　医案例举

一、散寒止呕案

一治呕吐宿滞，脐腹痛甚，手足俱冷，脉微细，用附子理中汤一服益甚，脉浮大，按之而细，用参附汤一剂而愈。(《寿世保元·卷三·呕吐》)

二、清热和胃案

梁太府乃因患头晕呕吐，闻药即呕，诸医措手。余以伏龙肝为末，水丸塞两鼻孔，用保中汤以长流水入胶泥搅澄煎，稍冷，频服之而安。(《万病回春·卷之三·呕吐》)

三、清热化痰案

信陵府桂台殿下夫人，患因性气不好，一怒即便呕吐、胸膈不利、烦躁不睡、腹痛便闭、食下即吐，已经八日，心慌喘急垂危，后事已备，举家哭泣。召余诊，六脉虚微，此血虚胃弱，气郁痰火也。以二陈汤加姜连、酒芩、炒栀、当归、酒芍、香附、竹茹、白术，入竹沥、姜汁，二服而安。(《万病回春·卷之三·呕吐》)

四、健脾益气案

一呕吐不食，腹痛后重，自用大黄等药一剂，腹痛益甚，自汗发热，昏愦脉大。予用参、术各一两、炙甘草、煨姜各三钱、升麻一钱，水煎服而苏，又用益气汤加炮姜，二剂而愈。(《寿世保元·

卷三·呕吐》)

一小儿伤食，发热面赤，抽搐呕吐，气喘吐痰，此饮食伤脾、肺气虚弱所致。用六君子汤加炒黑黄连、山栀各二分，一剂而愈。（《万病回春·卷之七·呕吐》）

一小儿，伤食呕吐，服克伐之药，呕中见血，用清热凉血之药，又大便下血，唇色白而或青，问其故于余。余曰：此脾土亏损，肝木所乘而然也。令空心用补中益气汤，食远用异功散，以调补中气，使涎血各归其源而愈。（《寿世保元·卷八·吐泻》）

第七章

吞酸

第一节　概　述

[症状表现]

吞酸与吐酸不同，吞酸水刺心也；吐酸者，吐出酸水也。(《万病回春·卷之三·吞酸》)

[脉象]

吞酸脉形多弦而滑；或沉而迟，胸有寒饮；或数而洪，膈有痰热。(《万病回春·卷之三·吞酸》)

脉弦而滑，两手或浮或弦，或浮而滑，或沉而迟，或紧而洪，或洪而数，或沉而迟，胸中有寒饮。洪数者，痰热在胸膈，时吐酸水，欲成反胃也。(《寿世保元·卷三·吞酸》)

[病因病机]

饮食入胃，气虚不能运化，郁积已久，湿中生热，湿热相蒸，故作酸也。譬如谷肉在器，湿热则易为酸也。若是吞酸吐酸、嘈杂心烦，久而不治成膈噎翻胃症也。(《万病回春·卷之三·吞酸》)

夫酸者，肝木之味也，由火盛制金，不能平木，则肝木自甚，故为酸也。如饮食热，则易于酸矣。或言吐酸为寒者，误也。乃湿热在胃口上，饮食入胃，被湿热郁遏。食不得化，故作吞酸。如谷

肉覆盖在器，湿则易为酸也。（《寿世保元·卷三·吞酸》）

吞酸者，湿热在胃口，上为酸也。（《万病回春·卷之三·吞酸》）

［治则治法］

湿热相蒸，故作酸也。用香砂平胃散加减治之。（《万病回春·卷之三·吞酸》）

湿则易于为酸也。必用吴茱萸，顺其性折之，乃为得法。（《寿世保元·卷三·吞酸》）

吞酸湿热在胃口，故作酸水刺心头。化痰清火平肝气，蔬食能调病自瘳。（《种杏仙方·卷一·吞酸》）

第二节　治疗处方

一、清热化湿

（一）清郁二陈汤

【组成】陈皮　半夏（姜汁炒）　茯苓各一钱　苍术（制）八分　川芎八分　香附一钱　神曲（炒）五钱　枳实（麸炒）八分　黄连（炒）　栀子（炒）各一钱　白芍（炒）七分　甘草三分

【煎服法】上剉一剂，生姜三片，水煎服。

【主治】治酸水刺心及吞酸嘈杂。（《万病回春·卷之三·吞酸》）

吞酸嘈杂，酸水刺心者，乃痰火郁气也。（《寿世保元·卷三·吞酸》）

（二）平肝顺气保中丸

【组成】香附米（童便浸三日，炒）三两　小川芎二两　陈皮（去白）三两　白术（土炒）四两　枳实（麸炒）二两　黄连（姜汁炒）二两　吴茱萸（汤泡）一两　神曲（炒）一两　麦芽（炒）七钱　木香三钱　栀子（姜汁炒）一两　莱菔子（炒）一两　半夏（姜汁炒）一两半　白茯苓（去皮）一两　砂仁（炒）四钱　干生姜一两　竹茹一两　甘草

（炙）四钱

【制法】上为细末，竹沥打神曲糊为丸，如梧桐子大。

【服法】每服八九十丸，白汤送下，一日进二次。

【功效】顺气和中、开胃健脾、进食化痰消痞。

【主治】郁火伤脾，中气不运，胃中伏火，郁积生痰，致令呕吐吞酸嘈杂、心腹闷。

【加减】一方加山楂（去核）一两、青皮（清油炒）六钱，去吴茱萸、竹茹。（《万病回春·卷之三·吞酸》）

（三）苍连汤

【组成】苍术（米泔制） 黄连（姜汁炒） 陈皮 半夏（姜汁炒）茯苓（去皮） 神曲（炒）各一钱 吴茱萸（炒） 砂仁各五分 甘草三分

【煎服法】上剉一剂，生姜三片，水煎温服。

【主治】吐酸者，吐出酸水，肝木之味也。（《万病回春·卷之三·吞酸》）

（四）茱连丸

【组成】苍术（米泔浸）一两 陈皮一两 半夏（姜炒）一两 白茯苓（去皮）一两 黄连（姜炒）一两半 吴茱萸（炒）一两

【制法】上为细末，蒸饼为丸，如绿豆大。

【服法】每服三五十丸，食后白滚水送下。

【主治】郁结吐酸者。

【加减】夏月备用黄连，冬月倍用吴茱萸（《寿世保元·卷三·吞酸》）

二、理气健脾

（一）香砂平胃散

【组成】香附（炒）一钱 砂仁七分 苍术（米泔制，炒）一钱 陈皮一钱 甘草五分 枳实（麸炒）八分 木香五分 藿香八分

【煎服法】上剉一剂，姜一片，水煎服。（《万病回春·卷之二·伤食》）

【主治】治吞酸吐酸。

【加减】加炒黄连、山栀、吴茱萸、去枳壳、木香。有因心痛服热药过多，后患吞酸病，本方加炒黄连；有因热药过多，涌出酸苦黑水如烂木耳汁者，心痛既愈，乃频作酸，块痞自胸筑上咽喉甚恶，炒黄连煎浓汁，常服一二匙自安。（《万病回春·卷之三·吞酸》）

（二）香蔻和中丸

【组成】白术（去芦，炒）　山楂肉　连翘各四两　莱菔子（炒）五钱　白茯苓（去皮）　枳实（去瓤，麸炒）　陈皮（去白）　半夏（姜汁炒）　神曲（炒）各二两　干生姜一两　白豆蔻（炒）五钱　木香五钱

【制法】上为细末，神曲糊为丸，如梧桐子大。

【服法】每服百丸，食后白汤送下。

【主治】噫气、吞酸、嘈杂，有痰、有热、有气、有食，胸膈不宽，饮食不化。（《寿世保元·卷三·吞酸》）

三、 温中散寒

吴茱萸丸

【组成】大麦芽（炒）五钱　肉桂五钱　吴黄（盐汤洗）一两　苍术（米泔浸）一两　陈皮（去白）五钱　神曲（炒）五钱

【制法】上为细末，稀粥为丸，如梧桐子大。

【服法】每服五六十丸，米饮送下。

【主治】妇人心酸，乃痰饮积在脾胃间，时时酸心或吐水。（《寿世保元·卷三·吞酸》）

四、 验方

一方，用吴茱萸、黄连各一两。以黄连细切，同茱萸以井花水浸七日，去连，将茱萸焙干，每早以米汤送下四十粒。（《种杏仙方·卷一·吞酸》）

一论，酸心，每酸气上攻如酽醋不可当者，用吴茱萸一合，水一钟，煎七分，顿服，纵浓亦须强饮。曾有人心如螫破，服此方立效。（《寿世保元·卷三·吞酸》）

一治，愈后吐酸水，用干姜、吴茱萸各二两，为末，每服方寸

匙，酒调服，日二服。胃冷者，服之立效。(《寿世保元·卷三·吞酸》)

治吐清水：苍术（壁土炒）、白术（炒）、陈皮、白茯苓（去皮）、滑石（炒），上剉，水煎服。(《万病回春·卷之三·吞酸》)

第三节　医案例举

一儒者，四时喜极热饮食，或吞酸嗳腐，或大便不实，足指缝湿痒，此脾气虚寒下陷，用六君子汤加姜、桂治之而愈。稍为失宜，诸疾仍作，用前药，更加附子钱许，数剂则不再发。(《寿世保元·卷三·吞酸》)

一妇人，吞酸嗳腐，呕吐痰涎，面色纯白，或用二陈、黄连、枳实之类，加发热作渴，肚腹胀满。予曰：此脾胃亏损，末传寒中。不信，仍作火治，肢体肿胀如蛊。余以六君加附子、木香治之，胃气渐醒，饮食渐进，虚火归原，又以补中益气加炮姜、木香、茯苓、半夏兼服，痊愈。(《寿世保元·卷三·吞酸》)

嘈杂

第八章

第一节 概　述

[症状表现]

嘈杂者，俗谓之心嘈也。(《万病回春·卷之三·嘈杂》)

夫嘈杂之为证也，似饥不饥，似痛不痛，而有懊憹不自宁之况者是也。其症或兼嗳气，或兼恶心，或兼痞满，渐至胃脘痛作，实痰火之为患也。(《寿世保元·卷三·嘈杂》)

[病因病机]

夫胃为水谷之海，无物不受，若夫湿面鱼腥，水果生冷，以及烹饪不调，黏滑难化等物，恣食无节，朝伤暮损，而成清痰稠饮，滞于中宫，故为嘈杂嗳气，吞酸痞满，甚则为反胃膈噎即此之由也。(《寿世保元·卷三·嘈杂》)

[治则治法]

治法以南星、半夏、橘红之类以消其痰，芩、连、栀子、石膏、知母之类以降其火。苍术、白术、芍药之类以健脾行湿，壮其本元，又当忌口节欲，无有不安者也。(《寿世保元·卷三·嘈杂》)

有胃中痰因火动而嘈者，用二陈汤加减；有心血少而嘈者，用当归补血汤加减；有因食郁而嘈者，用香砂平胃散治之。(《万病回

春·卷之三·嘈杂》）

嘈杂胃中痰火动，亦有血少心怔忡，食郁作嘈立开郁，治当分别，莫雷同。（《云林神彀·卷一·嘈杂》）

第二节　治疗处方

一、泻热和胃

（一）化痰清火汤

【组成】南星（姜炒）二钱　半夏（姜炒）二钱　陈皮二钱　黄连六分　黄芩二钱　栀子三钱　知母一钱五分　石膏二钱　苍术（米泔浸）一钱半　白术一钱五分　白芍（炒）二钱　甘草八分

【煎服法】上剉，生姜煎服。

【主治】嘈杂乃痰因火动也。（《寿世保元·卷三·嘈杂》）

（二）加味三黄丸

【组成】黄芩（去朽，酒炒）二两　黄连（去毛，姜炒）六钱　黄柏（去皮，童便炒）一两五钱　香附（米醋浸透，炒）二两　苍术（米泔浸透，搓去黑皮，切片，炒）一两五钱

【制法】上为细末，打水稀糊为丸，如绿豆大。

【服法】每服七八十丸，卧时清茶送下。

【主治】嘈杂属郁火者。（《寿世保元·卷三·嘈杂》）

（三）交泰丸

【组成】黄连（姜汁浸，黄土炒）一两　枳实（麸炒）一两　白术（去芦，土炒）一两　吴茱萸（汤泡微炒）二两　归尾（酒洗）一两三钱　大黄（用当归、红花、吴茱萸、牛膝各一两煎水，洗大黄一昼夜，切碎晒干，仍以酒拌晒之，九蒸九晒）四两

【煎服法】上为细末，姜汁打神曲糊为丸，如绿豆大。每服七八十丸，不拘时，白滚水送下。

【主治】治胸中痞闷嘈杂，大便稀则胸中颇快，大便坚则胸中痞闷难当，不思饮食。（《万病回春·卷之三·嘈杂》）

（四）三圣丸

【组成】白术（去油、芦）四两　红陈皮一两　黄连（姜汁炒）五钱

【制法】上为末，神曲糊为丸，如绿豆大。

【服法】每服五十丸，津液下，或姜汤半口亦可。

【主治】嘈杂。（《鲁府禁方·卷一·嘈杂》）

（五）消食清郁汤

【组成】陈皮　半夏（姜汁炒）　白茯苓（去皮）　神曲（炒）　山楂（去核）　香附米　川芎　麦芽（炒）　枳壳（麸炒）　栀子（炒）　黄连（姜汁炒）　苍术（米泔浸）　藿香　甘草

【煎服法】上剉，生姜三片，水煎服。

【主治】治嘈杂闷乱、恶心、发热头痛。（《万病回春·卷之三·嘈杂》）

二、 理气化痰

（一）二陈汤

【组成】陈皮（去白）　半夏（姜制）　白茯苓（去皮）　甘草

【煎服法】上剉一剂，生姜三片，水煎服。竹沥调辰砂末同服。（《万病回春·卷之二·痰饮》）

【主治】治痰火而嘈。

【加减】加炒山栀、黄连、竹茹、人参、当归、白术、酸枣仁、辰砂、乌梅、大枣、生姜一片。（《万病回春·卷之三·嘈杂》）

（二）痰火越鞠丸

【组成】海石（研，水飞）三两　胆星二两　瓜蒌仁（去油）三两　山栀（炒黑）三两　青黛（水飞过）八分　香附（童便浸）二两　苍术（米泔浸透，搓去黑皮，切片，炒）二两　抚芎二两

【煎服法】上为细末，汤泡，蒸饼为丸，如绿豆大。每服百丸，临卧白汤送下。

【主治】嘈杂者，痰水内动，如阻食在膈，令人不自安也。（《寿世保元·卷三·嘈杂》）

（三）香砂平胃散

【组成】香附（炒）一钱　砂仁七分　苍术（米泔制，炒）一钱　陈皮一钱　甘草五分　枳实（麸炒）八分　木香五分　藿香八分

【煎服法】上剉一剂，姜一片，水煎服。

【主治】食郁而作嘈者，宜消食以开郁也。（《万病回春·卷之二·伤食》）

【加减】加炒黄连、山栀、川芎、白芍、辰砂，去枳壳、藿香。（《万病回春·卷之三·嘈杂》）

三、调补气血

（一）当归补血汤

【组成】当归　芍药　生地黄　熟地黄各三钱　人参五分　白术（去芦）　茯苓（去皮）　麦门冬（去心）　山栀仁（炒）　陈皮各八分　甘草三分　辰砂（研末，临服入）二分　乌梅（去核）一个　炒米百粒

【煎服法】上剉一剂，枣二枚，水煎温服。

【主治】治心血少而嘈，兼治惊悸、怔忡。心血虚而嘈杂者，宜养血以清火也。（《万病回春·卷之三·嘈杂》）

（二）养血四物汤

【组成】当归三钱　川芎一钱五分　白芍（炒）二钱　熟地黄（姜炒）四钱　人参二钱　白术（去芦）一钱五分　白茯苓（去皮）二钱　半夏（姜炒）二钱　黄连（姜炒）六分　栀子三钱　甘草八分

【煎服法】上剉，生姜煎服。

【主治】嘈杂，因血虚而作者。

【加减】一方，去人参，加香附二钱、贝母二钱。（《寿世保元·卷三·嘈杂》）

（三）旋覆花汤

【组成】陈皮　半夏（姜炒）　赤茯苓　旋覆花（去皮）　人参　白芍（炒）　细辛　桔梗　官桂　甘草

【煎服法】上剉，生姜七片，水煎服。

【主治】治中脘心腹冷痰，心下嘈杂，口出清水，胁肋急，腹

满痛，不欲食，此胃气虚冷，脉沉迟弦细。(《寿世保元·卷三·嘈杂》)

四、 验方

一论妇人心胸嘈杂，用茯苓补心汤即四物汤合参苏饮是也。(《寿世保元·卷三·嘈杂》)

一论妇人心胸嘈杂，多是痰证。或云是血嘈，而用猪余血炒，食之则愈，此以血导血归原耳。(《寿世保元·卷三·嘈杂》)

一治心中嘈杂，坐卧不宁。蔡完体传。陈皮一钱、半夏八分、白茯苓钱半、赤茯神八分、酸枣仁（炒）八分、益智仁三分、麦门冬（去心）一钱、甘草二分，上剉一剂，生姜水煎，半空心温服。(《寿世保元·卷三·嘈杂》)

第三节 医案例举

一、 调补气血案

一人，多思虑，以致血虚，五更时嘈杂是也，宜以四物汤加香附、山栀、黄连、贝母。(《寿世保元·卷三·嘈杂》)

二、 理气化痰案

一肥人，嘈杂，宜用二陈汤，少加川芎、苍术、炒栀子，水煎服。(《寿世保元·卷三·嘈杂》)

呃逆

第九章

第一节　概　述

[症状表现]

发呃者，气逆上冲而作声也，呃，一名咳逆。俗名谓之打呃是也。(《万病回春·卷之三·呃逆》)

脉：呃逆甚危，浮缓乃宜；弦急必死，结代促微。(《万病回春·卷之三·呃逆》)

脉浮而缓者，易治；弦急，按之而不鼓者，难治。脉急，或促或微，皆可治。脉代者，危。右关脉弦者，木乘土位，难治。(《寿世保元·卷三·呃逆》)

[病因病机]

若胃火上冲而逆，随口应起于上膈，病者知之易治也；自脐下上冲，直出于口者，阴火上冲，难治。(《万病回春·卷之三·呃逆》) 呃逆至七八声相连。收气不回者，难治。(《寿世保元·卷三·呃逆》)

[辨证]

因气逆奔急上行，作呃发声。有数者不同，不可不辨。有胃虚膈热者，宜橘皮竹茹汤。有胃虚寒者，宜丁香柿蒂汤。有肾气虚损，阴火上冲者，宜六味地黄丸。有中气不足者，脉虚数，气不相续而发呃者，宜补中益气汤，加生姜、炒黄柏以降虚火。或少加附子，服之立愈。有阳明内实，失下而发呃者，宜六一顺气汤下之。有渴而饮水太过，成水结胸，而又发呃者，宜小陷胸汤，或用小青龙汤，去麻黄，加附子，治水寒相抟发呃，大妙。有传经伤寒热证，误用姜、桂等热药，助起火邪，痰火相抟而为呃逆者，黄连解毒汤、白虎汤及竹沥之类治之。（《寿世保元·卷三·呃逆》）

第二节　治疗处方

一、温中散寒

（一）丁香柿蒂汤一

【组成】丁香　柿蒂　良姜　官桂　半夏（姜汁炒）　陈皮　木香（另磨）　沉香（另磨）　茴香　藿香　厚朴（姜汁炒）　砂仁（各等份）甘草（减半）　乳香（为末）

【煎服法】上剉一剂，姜三片，水煎，磨沉、木香，调乳香末同服。

【主治】胃口虚寒、手足冷、脉沉细，是寒呃也。

【加减】寒极手足冷、脉沉细加附子、干姜，去良姜、官桂。（《万病回春·卷之三·呃逆》）

（二）丁香柿蒂汤二

【组成】人参二钱　白茯苓二钱　陈皮二钱　良姜二钱　丁香二钱　柿蒂二钱　甘草五分

【煎服法】上剉，生姜五片，水煎服。

【主治】吐利后，大病后，胃中虚寒。（《寿世保元·卷三·呃逆》）

（三）茯苓半夏汤

【组成】茯苓　半夏（姜汁炒）　厚朴（姜汁炒）各一钱　干姜（炒）　丁香　官桂　砂仁各五分　陈皮一钱　藿香八分　柿蒂一钱

茴香七分　沉香　木香　甘草各三分

【煎服法】上剉一剂，姜三片，水煎，磨沉香、木香同服。

【主治】水寒停胃发呃。(《万病回春·卷之三·呃逆》)

二、清热化痰

（一）黄连竹茹汤

【组成】黄连　竹茹　麦门冬（去心）　山栀　半夏各一钱　砂仁　沉香　木香　茴香各五分　苏子八分　甘草二分

【煎服法】上剉一剂，姜一片，乌梅一个，水煎，磨沉香、木香调服。

【主治】治胃中痰火发呃者。(《万病回春·卷之三·呃逆》)

（二）黄连解毒汤

【组成】黄连八分　黄芩二钱　黄柏一钱五分　栀子二钱

【煎服法】上剉，水煎服。

【主治】传经伤寒，误用姜、桂等热药，助起痰火，而作呃逆者。(《寿世保元·卷三·呃逆》)

（三）小陷胸汤

【组成】黄连三钱　半夏（姜炒）二钱　瓜蒌实三钱

【煎服法】上剉一剂，生姜三片，水煎服。

【主治】伤寒发渴，而饮水太过，成水结胸，而发呃者。(《寿世保元·卷三·呃逆》)

（四）橘皮竹茹汤

【组成】陈皮（去白）三分　人参二钱　甘草（炙）一钱　竹茹一钱　柿蒂一钱　丁香五分

【煎服法】上剉一剂，生姜五片、枣二枚，水煎温服。

【主治】呃逆，因吐利后，胃虚膈热而呃逆者。

【加减】身热发渴，加柴胡、黄芩，去丁香。《寿世保元·卷三·呃逆》)

三、 理气解郁

（一）顺气消滞汤

【组成】陈皮二钱　半夏（姜炒）二钱　白茯苓（去皮）三钱　丁香三分　柿蒂二个　黄连（姜炒）二分　神曲（炒）二钱　香附二钱白术一钱五分　竹茹四钱　甘草八分

【煎服法】上剉，生姜五片，水煎服。

【主治】人因饱食后得气，发呃逆，连声不止者。（《寿世保元·卷三·呃逆》）

（二）六一顺气汤

【组成】柴胡八分　黄芩二钱　芍药二钱　枳实二钱　厚朴八分大黄二钱　芒硝一钱　甘草八分

【煎服法】上剉散，水煎，临服。入铁锈水二匙，调服。（《寿世保元·卷二·伤寒》）

【主治】伤寒阳明内实失下，而作呃逆者。（《寿世保元·卷三·呃逆》）

（三）小柴胡汤

【组成】柴胡　黄芩　山栀　柿蒂　陈皮　砂仁　半夏（姜汁炒）竹茹各一钱　藿香八分　沉香　木香各三分　茴香五分　甘草三分

【煎服法】上剉一剂，姜一片、乌梅一个，水煎，磨沉、木香温服。

【主治】治身热、烦渴、发呃。发热烦渴脉数者，是热呃也。（《万病回春·卷之三·呃逆》）

四、 补中益气

（一）补中益气汤加味

【组成】黄芪（蜜炒）一钱五分　人参一钱　白术（去芦炒）一钱五分当归（酒洗）一钱五分　陈皮七分　柴胡六分　升麻八分　甘草（炙）五分　麦门冬二钱　五味子四分　黄柏（酒炒）三钱　附子（制）六分

【煎服法】上剉一剂，姜、枣煎服。(《万病回春·卷之二·内伤》)

【主治】中气不足，脉虚微，气不相接续而作呃逆者。(《万病回春·卷之三·呃逆》)

(二) 大补元汤

【组成】嫩黄芪 (蜜水炒) 一钱半　拣参 (去芦) 一钱五分　白术 (去芦，炒) 二钱　怀山药一钱　广陈皮七分　石斛七分　白豆蔻 (研) 六分　沉香二分　广木香三分　甘草 (炙七分)

【煎服法】上剉一剂，生姜三片、红枣二枚、粳米一撮，水煎，不拘时温服。

【主治】因服攻病药，致伤胃气下陷而元气将离，以致胃气共丹田之气疲敝，或久病人而至于呃者，乃三焦元气与胃气惫矣，乃危急之兆也。(《寿世保元·卷三·呃逆》)

五、　滋阴补肾

(一) 人参复脉汤

【组成】人参二钱　白术 (去芦) 一钱五分　麦门冬 (去心) 二钱　白茯苓 (去皮) 三钱　五味子四分　陈皮二钱　半夏 (姜炒) 二钱　竹茹四钱　甘草八分

【煎服法】上剉，生姜五片，水煎服。

【主治】呃逆而无脉者。(《寿世保元·卷三·呃逆》)

(二) 滋阴降火汤加味

【组成】当归 (酒洗) 一钱二分　白芍 (酒洗) 二钱三分　生地黄八分　熟地黄 (姜汁炒)　天门冬 (去心)　麦门冬 (去心)　白术 (去芦) 各一钱　陈皮七分　黄柏 (去皮，蜜水炒)　知母各五分　甘草 (炙) 五分　依方加砂仁　茴香　沉香　木香　山栀　柿蒂　辰砂

【煎服法】上剉一剂。生姜三片，大枣一枚，水煎。临服入竹沥、童便、姜汁少许，同服。(《万病回春·卷之四·虚劳》)

【主治】阴火上升发呃。脐下气上升发呃者，阴火也。(《万病回春·卷之三·呃逆》)

（三）六味地黄丸

【组成】怀生地黄（要真怀庆生干地黄，酒洗净，入砂锅内，蒸黑为度）八两 山茱萸（酒蒸，剥去核，取肉，晒干）四两 怀山药四两 白茯苓（去皮）三两 牡丹皮（去筋）三两 泽泻（去毛）三两

【制法】上忌铁器，将药精制，秤为一处，入石臼内，捣成饼，晒干，或微火焙干，或碓杵，或石磨，为细末，炼熟蜜一斤，加水一碗，和为丸，如梧桐子大，晒干，用瓷器收贮。

【服法】每服三钱，空心盐汤、酒任下。

【主治】肾气虚损。（《寿世保元·卷四·补益》）

【加减】虚火上冲而作呃逆者。（自脐下上冲直出于口者难治）依本方作汤，加柿蒂二个、沉香八分、木香一钱，砂仁八分。如病胃弱，畏滞，再加生姜汁，拌匀，再蒸半响，取出，用手揾断，入后药，同捣成饼。今市卖熟地黄，皆是用铁锅煮，不可用。（《寿世保元·卷三·呃逆》）

六、 散寒化饮

小青龙汤

【组成】桂枝八分 干姜八分 细辛八分 半夏二钱 芍药二钱 五味子四分 麻黄八分 甘草八分

【煎服法】上剉，水煎服。

【主治】伤寒表证未解，心下有水气，干呕咳逆，又治受寒喘嗽。（《寿世保元·卷三·呃逆》）

七、 验方

一切发呃，用柿蒂、沉香、木香、乳香、砂仁为细末。每服一钱，淡姜汤调服最效。如口燥渴、身热不可服。（《万病回春·卷之三·呃逆》）

一论，伤寒发热而作呃逆者，用蔓荆子（炒），不拘多少，水煎服。（《寿世保元·卷三·呃逆》）

一论，一切呃逆，用柿蒂，烧存性为末，酒调服，立止。一方，每服用柿蒂七个，焙为末，用黄酒调下。（《寿世保元·卷三·

呃逆》)

一嗅法，治呃逆服药无效者，用硫黄、乳香各等份为末，以酒煎，急令患人嗅之。(《寿世保元·卷三·呃逆》)

一方，用雄黄二钱、酒一盏，煎七分，急令患人其热气，即止。(《寿世保元·卷三·呃逆》)

一治，哕逆欲死者，其肺脉弱者不治，用半夏、生姜各一两，每服五钱，水煎服。(《寿世保元·卷三·呃逆》)

一治，咳逆，连咳四五十声者，用姜汁半合、蜜一匙，共煎令熟，温服。如此三服，瘥。(《寿世保元·卷三·呃逆》)

大抵发呃不止，将乳香纸卷烧烟熏鼻中及灸中脘、膻中、期门三处即效。(《万病回春·卷之三·呃逆》)

嗅法，治咳逆服药无效者。硫黄、乳香各等份，为细末，以酒煎，急令患人嗅之即止。(《万病回春·卷之三·呃逆》)

又方，用雄黄二钱、酒一盏煎七分，急令患人嗅之愈。(《万病回春·卷之三·呃逆》)

咳逆灸乳根二穴，直乳一寸六分，妇人在乳房下起肉处陷中灸七壮，效如神。(《万病回春·卷之三·呃逆》)

又方，灸气海三五壮亦效。气海在脐下一寸半。(《万病回春·卷之三·呃逆》)

嗳气

第一节 概　述

[症状表现]

嗳气者，乃嗳胸膈之气上升也。(《万病回春·卷之三·嗳气》)

[脉象]

嗳气嘈杂，审右寸关，紧滑可治，弦急则难；两寸弦滑，留饮胸间；脉横在寸，有积上栏。(《万病回春·卷之三·嗳气》)

[病因病机]

夫嗳气者，胃虚火郁之所成也。(《寿世保元·嗳气》)

嗳气口张气，胸膈气上升，胃中有痰火，亦有胃寒并。(《云林神彀·卷二·嗳气》)

[治则治法]

因胃中有火，治疗之法，虚则补之，热则清之，气则顺之，气顺则痰消也。(《寿世保元·卷三·嗳气》)

第二节 治疗处方

一、 清热化痰

(一) 二陈汤

【组成】陈皮（去白） 半夏（姜制） 白茯苓（去皮） 甘草 炒山栀 砂仁 白豆蔻 木香 益智仁 枳实 黄连 炒厚朴姜炒 香附米

【煎服法】上剉一剂，生姜三片，水煎服。（《万病回春·卷之三·痰饮》）

【主治】胃中有火、有痰者。（《万病回春·卷之三·嗳气》）

(二) 星半汤

【组成】南星（姜制）二钱 半夏（姜制）二钱 石膏二钱 香附二钱 栀子（炒）三钱

【煎服法】上剉一剂，生姜煎服，或以姜汁糊作丸亦可。

【主治】嗳气者，胃中有火痰也。盖胃中有郁火。膈上有稠痰故也。（《寿世保元·卷三·嗳气》）

(三) 导痰汤

【组成】陈皮二钱 半夏（姜炒）二钱 白茯苓（去皮）三钱 白术（去芦）一钱五分 香附二钱 青皮（去瓤）二钱 黄芩（炒）二钱 瓜蒌仁三钱 砂仁八分 黄连（姜炒）二钱 甘草八分

【煎服法】上剉，生姜三片，水煎服。

【主治】嗳气声闻于外，因气胸膈闷，有痰，舌黑，乃痰之症也。（《寿世保元·卷三·嗳气》）

二、 温中健脾

理中汤

【组成】白术 干姜 甘草各二钱半 加木香 茴香 益智仁 陈皮 厚朴 香附

【**煎服法**】上剉一剂，水二钟煎至八分，去渣温服。（《万病回春·卷之二·中寒》）

【**主治**】嗳气有胃寒者。（《万病回春·卷之三·嗳气》）

三、 顺气开郁

破郁丹

【**组成**】香附米（醋煮）四两 栀子仁（炒）四两 黄连（姜汁炒）二两 枳实（麸炒）二两 槟榔一两 莪术一两 青皮（去瓤）一两 瓜蒌仁一两 苏子一两

【**制法**】上共为末水丸，如梧桐子大。

【**服法**】每服三十九，食后滚水送下。

【**主治**】妇人嗳气胸紧，连十余声不尽，嗳出气心头略宽，不嗳即紧宜服。（《万病回春·卷之三·嗳气》）

四、 验方

治胃中有火有痰有郁，作嗳气。南星（汤泡透，切片，姜汁浸炒）、半夏（同上制）、软石膏、香附子（童便浸，炒）、栀子（炒），上为细末，水打神曲糊为丸，梧子大，每服五七十丸，临卧姜汤送下。（《鲁府禁方·卷一·嗳气》）

第三节　医案例举

一上舍，饮食失宜，胸膈膨胀，嗳气吞酸，以自知医，用二陈、枳、连、苍、柏之类，前症益甚，更加足指肿痛，指缝出水，余用补中益气加茯苓、半夏治之而愈。若腿足浮肿，或㿉肿，寒热呕吐，亦用前药。（《寿世保元·卷三·嗳气》）

泄泻

第十一章

第一节 概 述

[临床表现]

泄泻之症，只因脾胃虚弱，饥寒饮食过度，或为风寒暑湿所伤，皆令泄泻。(《万病回春·卷之三·泄泻》)

[脉象]

泻脉自沉。沉迟寒侵，沉数火热，沉虚滑脱，暑湿缓弱，多在夏月。(《万病回春·卷之三·泄泻》)

脉多沉，伤于风则浮，伤于寒则沉细，伤于暑则沉微，伤于湿则沉缓，泄而腹胀，脉弦者死。又云：脉缓，时微小者生，浮大数者死。(《寿世保元·卷三·泄泻》)

[病因病机]

泄泻因湿伤其脾者居多。(《寿世保元·卷三·泄泻》)

夫泄泻属湿，属气虚，有火，有痰，有食积，有寒，有脾泄，有肾泄。凡泻水，腹不痛者，湿也；饮食入胃不住，完谷不化者，气虚也；腹痛，泻水如热汤，痛一阵泻一阵者，火也；或泻或不泻，或多或少者，痰也；腹痛甚而泄泻，泻后痛减者，食积也；肚腹痛，四肢冷者，寒也。中暑伤湿，停饮夹食，脾胃不和，腹痛泄

泻作渴，小便不利，水谷不化，阴阳不分者，湿也。(《寿世保元·
卷三·泄泻》)

[治则治法]

治须分利小便、健脾燥湿为主。若泻太多而不止者，当用补住
为要。若泻不止，手足寒、脉虚脱、烦躁、发呃、气短、目直视、
昏冒不识人者，皆死症也。若泄泻初起，不可就用补塞，恐积气未
尽而成腹疼饱闷、恶心烦躁发呃而死。直待泻去四五次方可补住。
此大法也。(《万病回春·卷之三·泄泻》)

大抵久泻多因泛用消食利水之剂，损其真阴，元气不能自持，
遂成久泄。若非补中益气汤、四神丸滋其本源，后必胸痞腹胀、小
便淋沥，多致不起。(《万病回春·卷之三·泄泻》)

常常泄泻者，脾泄也；五更泄者，肾泄也，宜分别而治也。治
泄泻，有湿泻，有气虚泻，有火泻，有痰泻，有食积泻，有土败木
贼泻，有寒泻，有脾泻，有脾胃泻，有元气下脱泻，有肾泻，有虚
寒滑脱，久泻不止者，宜依病对方而用也。(《寿世保元·卷三·泄
泻》)

泄泻注下湿伤脾，燥湿利水补脾虚。若还久泻肠虚滑，收涩仍
将正气提。(《种杏仙方·卷一·泄泻》)

泄泻清浊两不分，只固湿多五泻成，阴阳分利泻自止，健脾燥
湿可安平。(《云林神彀·卷二·泄泻》)

第二节 治疗处方

一、祛湿健脾

(一) 胃苓汤

【组成】苍术 (米泔制)　浓朴 (姜汁炒)　陈皮　猪苓　泽泻
白术 (去芦)　茯苓 (去皮)　白芍 (煨，各一钱)　肉桂　甘草 (炙)
各二分

【煎服法】上剉一剂，生姜、枣子煎，空心温服。

【主治】治脾胃不和，腹痛泄泻，水谷不化，阴阳不分。(《万病回春》)

中暑伤湿，停饮夹食，脾胃不和，腹痛泄泻作渴，小便不利，水谷不化，阴阳不分者湿也。(《寿世保元·卷三·泄泻》)

【加减】水泻加滑石；暴痢赤白相杂，腹痛里急后重去桂，加木香、槟榔、黄连，水煎服；久泻加升麻；胜湿加防风、升麻，食积加神曲、麦芽、山楂；气虚加参、术。(《万病回春·卷之三·泄泻》)

泄泻稍久，加升麻、防风。有热者，加酒炒黄连。有寒者，加炒干姜。暴泄、水泻，加滑石。食积，加山楂、神曲。有痰，加半夏、乌梅。气虚，加人参、白术。气恼，加木香。久泻，加干姜、肉蔻。暴痢，赤白相杂，腹痛，里急后重，去肉桂，加槟榔、木香、黄连、水煎服。(《寿世保元·卷三·泄泻》)

(二) 三白散

【组成】白术 (去芦，炒) 一钱半　白芍 (炒) 一钱五分　白茯苓 (去皮) 一钱　泽泻一钱　厚朴 (姜炒)　黄连 (炒) 各一钱　干姜 (炒) 五分　乌梅肉煎用二钱，丸用三钱

【主治】一切泄泻如神。

【加减】如兼伤食，加神曲炒、麦芽炒各一钱。(《寿世保元·卷之三·泄泻》)

(三) 除湿健脾汤

【组成】白术 (去芦，炒) 一钱半　苍术 (米泔浸，炒) 一钱　白茯苓 (去皮) 一钱　白芍 (醋炒) 一钱　当归八分　厚朴 (去皮，姜炒) 六分　陈皮八分　猪苓　泽泻各七分　柴胡　升麻各五分　防风 (去芦) 六分　甘草 (炙) 四分

【煎服法】上剉一剂，生姜三片、枣一枚，水煎，早晚热服。

【主治】久泻色苍而齿疏倦怠，食减下坠。

【加减】久泻加南星 (面包煨) 七分。(《万病回春·卷之三·泄泻》)

二、 补气健脾

（一）香附六君子汤

【组成】香附（炒） 砂仁 厚朴（姜汁炒） 陈皮 人参 白术（去芦） 芍药（炒） 苍术（炒） 山药（炒） 甘草（炙）各等份

【煎服法】上剉一剂，姜一片、乌梅一个，水煎温服。

【主治】脾泻症。脾泻者，食后到饱，泻后即宽，脉细是也。

【加减】腹痛加木香、茴香，去人参、山药；渴加干葛、乌梅；小水赤短加木通、车前；呕哕恶心加藿香、乌梅、半夏；夏月加炒黄连、白扁豆；冬月加煨干姜，去芍药。（《万病回春·卷之三·泄泻》）

（二）八仙糕

【组成】枳实（去瓤，麸炒）四两 白术（陈壁土炒）四两 白茯苓（去皮）二两 陈皮（炒）二两 干山药四两 莲肉（去心皮）二两 山楂肉（去核）二两 拣参一两（气盛者砂仁一两代之）

【制法】上为末，用白粳米五升、糯米一升半打粉，用蜜三斤入药末和匀。如做糕法，先就笼中划小块蒸熟，取出火烘干，瓦罐收贮封固。

【服法】取三五片食之，以白汤漱口。

【功效】理脾胃、消饮食，最益老人、小儿。

【主治】脾胃虚损，泄泻不止。（《万病回春·卷之三·泄泻》）

（三）补中益气汤

【组成】人参 黄芪（蜜炒） 白术（炒） 甘草（炙）各一钱半 陈皮五分 柴胡 升麻各二分 加芍药、茯苓、苍术、猪苓、泽泻

【服法】上剉一剂，姜、枣水煎，空心午前服。

【主治】内伤劳倦，饮食化迟作泻及脾胃素蕴湿热，但遇饮食劳倦即发，而肢体酸软沉困泄泻者。

【宜忌】凡泄泻病误服参、芪等甘温之药，能生湿热，故反助病邪；久则湿热甚而为疽矣。唯用苦寒泻湿热、苦温泻湿寒则愈。泻止后，脾胃虚弱，方可用参、芪等药以补之。（《万病回春·卷三·泄泻》）

（四）益气健脾汤

【组成】人参二钱　白术（去芦，土炒）一钱五分　白茯苓（去皮）三钱　陈皮二钱　白芍（炒）三钱　苍术（米泔浸）一钱五分　干姜（炒黑）八分　诃子（煨）二钱　肉蔻（面裹煨）六分　升麻（酒洗）四分　甘草（炙八分）

【煎服法】上剉，枣、姜煎服。

【加减】腹痛，加桂心。忌油腻。

【主治】泄泻，饮食入胃不住，完谷不化者，气虚也。（《寿世保元·卷三·泄泻》）

（五）扶脾散

【组成】莲肉（去心不去皮）一两半　陈皮一两　白茯苓一两　白术（东壁土炒）二两　麦芽（炒）五钱

【煎服法】上为细末，每服二钱，白砂糖二钱，白滚水送下。

【主治】泄泻，气弱易饱，常便稀溏者，此脾泄也。

【功效】补脾助元气，令人能食止渴。（《寿世保元·卷三·泄泻》）

（六）参术健脾丸

【组成】苍术（二两盐水浸，二两米泔浸，二两醋浸，二两葱白炒）八两　人参　白术（去芦）　白茯苓（去皮）　干山药（炒）　破故纸（酒炒）　枸杞子（去梗）　菟丝子（酒制，焙）　莲肉（去心）各二两　川楝子（取肉）　五味子　川牛膝（去芦）各一两半　川椒（去目，炒）　小茴香（盐炒）　陈皮　木香（不见火）　远志（甘草水泡，去心）各五钱

【煎服法】上为细末，酒糊为丸，如梧桐子大。每服八十丸，空心，盐汤送下，以干物压之。

【功效】滋养元气、补理脾胃、益肾水、温下元、进饮食、调中下气，补温脾肾、除寒湿、大补诸虚。

【主治】脐腹冷痛、泄泻年久不止。（《万病回春·卷之三·泄泻》）

（七）五味异功散

【组成】人参　白术（去芦）　茯苓（去皮）　陈皮　甘草

【煎服法】上剉散，姜、枣煎服。

【主治】脾胃虚弱，吐泻不食，凡虚寒证，先服此以正胃气。（《寿世保元·卷八·吐泻》）

（八）助胃膏

【组成】人参 白术（炒） 白茯苓（去皮） 丁香 木香 砂仁 白豆蔻 肉豆蔻 官桂 藿香 甘草各一钱 陈皮五分 山药四钱

【煎服法】上为细末，炼蜜为丸，如弹子大，每服一丸，米汤化下。

【主治】小儿吐泻，脾胃虚弱，饮食不进，腹胁胀满，肠鸣吐泻，虚寒等症。兼治呃乳便青，或时夜啼，脾寒腹痛。（《寿世保元·卷八·吐泻》）

（九）七味白术散

【组成】人参 白术（去芦炒） 白茯苓（去皮） 藿香 木香 干姜 甘草

【煎服法】上剉，姜、枣煎服。

【主治】小儿脾胃久虚，呕吐泄泻，频并不止，津液枯竭，发热烦渴多燥，但欲饮水，乳食不进，羸困失治，变成慢惊风痫，不问阴阳虚实，并宜服之。

【加减】如小儿频频泻利，将成慢惊，加山药、扁豆、肉豆蔻各一钱，姜汁一钱，煎服。若慢惊已作，加细辛、天麻各一钱，全蝎二个，白附子八分。若小儿冬月吐泻，多是胃寒胃虚所致，加丁香两粒。若胃虚不能食，而不渴不止者，不可用淡渗之药，但胃元气少故也，以白术散补之。如不能食而渴者，倍干葛，加天花粉。如能食而渴者，白虎汤，加人参。（《寿世保元·卷八·吐泻》）

（十）启脾丸

【组成】人参 白术（去芦，炒） 白茯苓 山药（炒） 莲肉（去心）各一两 山楂肉 陈皮 泽泻 甘草（炙）各五钱

【煎服法】上为末，炼蜜为丸，梧桐子大。每服二三十丸，空心米汤下，或米汤研下服亦可。

【主治】小儿常患伤食，服之立愈。

【功效】消食止泻、止吐消疳、消黄消胀、定腹痛、益脾健胃。
(《万病回春·卷之七·泄泻》)

（十一）参苓白术散

【组成】人参　白术（去芦）　茯苓（去皮）　山药（炒）　砂仁
（研）　藿香　陈皮　干姜（炒）　莲肉（去心皮）　诃子（煨）　肉蔻
（煨去油）　甘草（炙）各等份

【煎服法】上剉一剂，生姜一片、灯心一团，水煎服。

【主治】治气虚泄泻。虚泻者，饮食入胃即泻，水谷不化，脉
微弱是也。

【加减】呕哕恶心加半夏、乌梅；若元气虚脱昏倦加黄芪、升
麻少许，去砂仁、藿香；饱闷加浓朴，去肉蔻、诃子；小水短涩加
木通、车前，去干姜；泻甚不止加炒苍术、乌梅、熟附子少许。
(《万病回春·卷之三·泄泻》)

三、温中散寒

（一）理中汤

【组成】人参　白术（去芦）　干姜（炒）各一钱　官桂　甘草
（炙）各五分　陈皮　藿香　茯苓（去皮）　良姜各七分　乌梅一个

【煎服法】上剉一剂，生姜三片、枣二枚、灯草一团，水煎
温服。

【主治】治寒泻症。寒泄者，悠悠腹痛，泻无休止，色青，脉
沉迟是也。

【加减】寒极手足冷，脉沉细，加附子，去良姜、官桂；腹痛
加浓朴、砂仁、木香，去人参；呕哕恶心加丁香、半夏，去良姜、
官桂；泻不止加苍术、山药；泻多不止加肉蔻、诃子、附子，去良
姜、官桂；虚汗加黄芪，去藿香、官桂；饱闷加厚朴、砂仁，去人
参、良姜、官桂。(《万病回春·卷之三·泄泻》)

（二）附子理中汤

【组成】白术一钱五分　干姜八分　人参二钱　白茯苓（去皮）三钱

砂仁一钱　厚朴（姜汁炒）八分　苍术（米泔浸，炒）一钱五分　熟附子八分　甘草（炙）八分

【煎服法】上剉，生姜水煎服。

【主治】泄泻肚腹痛疼。四肢厥冷者，寒也。（《寿世保元·卷三·泄泻》）

（三）胃风汤

【组成】当归　川芎　白芍（炒）　人参　白术（去芦）　茯苓（去皮）　肉桂各等份

【煎服法】上剉一剂，入粟米一撮，水煎温服。

【主治】治风冷乘虚客于肠胃，水谷不化，泄泻注下，腹肠虚满，肠鸣疼痛及肠胃湿毒，下如豆汁，或下瘀血并治有效。风泻者，泻而便带清血，脉浮弦是也。（《万病回春·卷之三·泄泻》）

（四）八柱汤

【组成】人参（去芦）　白术（去芦）　肉蔻（煨）　干姜（炒）　诃子（煨）　附子（面裹煨，去皮脐）　粟壳（蜜炒）　甘草（炙）各等份

【煎服法】上剉一剂，生姜一片、乌梅一个、灯草一团，水煎温服。

【主治】肠胃虚寒滑泻不禁。滑泻者，日夜无度，肠胃虚寒不禁，脉沉细是也。

【加减】照前理中汤加减相同。寒极手足冷，脉沉细，加附子去良姜、官桂；腹痛加浓朴、砂仁、木香，去人参，呕哕、恶心加丁香、半夏，去良姜、官桂；泻不止加苍术、山药；泻多不止加肉蔻、诃子、附子，去良姜、官桂；虚汗加黄芪，去藿香、官桂；饱闷加浓朴、砂仁，去人参、良姜、官桂。（《万病回春·卷之三·泄泻》）

（五）八柱散

【组成】人参二钱　白术（去芦，土炒）一钱五分　肉蔻（煨）二钱　干姜（炒）八分　诃子（煨）二钱　大附子（面裹煨，去皮脐）八分　粟壳（蜜水炒）二钱　甘草（炙）八分

【煎服法】上剉一剂，姜一片、乌梅一个、灯心一团，水煎温服。

【主治】滑泻，日夜无度，肠胃虚寒不禁。(《寿世保元·卷三·泄泻》)

(六) 补脾丸

【组成】白术 (去芦，分四份，一肉蔻、二五味、三故纸、四吴茱萸，各二两，拌炒，去四味，只用白术) 十两　莲肉 (去心，炒)　人参各一两　甘草　白芍 (炒) 各五钱　木香 (煨) 四钱　山药 (炒)　陈皮各七钱　干姜 (炒) 三钱

【制法】上为细末，煮粥，加炒神曲末，打糊为丸，如梧桐子大。

【服法】每服百丸，空心淡姜汤下。

【主治】滑泻，日夜无度，肠胃虚寒不禁。专治老人、弱人脾泄、飧泄俱中。(《寿世保元·卷三·泄泻》)

(七) 六君子汤加味

【组成】人参 (去芦)　白术 (去芦)　茯苓 (去皮)　甘草 (炙)　半夏　陈皮　炮干姜　肉桂 (《万病回春·卷之四·补益》)

【主治】久泻，脾胃虚寒不禁者。(《万病回春·卷之三·泄泻》)

(八) 温脾散

【组成】黄芪 (蜜炒)　人参 (去芦)　白术 (土炒)　白茯苓 (去皮)　山药 (炒)　干姜 (炒)　诃子 (煨去核)　肉蔻 (煨去油)　粟壳 (蜜炒)　草果 (去皮)　丁香　肉桂　大附子 (制)　黄连 (姜汁炒)　砂仁　陈皮　厚朴 (姜汁炒)　甘草 (炙) 各等份

【煎服法】上剉一剂，姜枣煎，空心服。

【主治】久泻米谷不化，水谷入口实时直下，下元虚冷滑脱。(《万病回春·卷之三·泄泻》)

四、清热利湿

(一) 四苓散

【组成】茯苓　白术　猪苓　泽泻　苍术 (炒)　山药　芍药

山栀（炒） 陈皮各一钱 甘草五分 乌梅一个

【煎服法】上剉一剂，灯草一团，水煎温服。

【主治】火泻热泻。火泻者，腹中痛一阵，泻一阵，后去如汤，后重如滞，泻下赤色，小水短赤，烦渴脉数是也。（即火泻也。）

【加减】饱闷加浓朴、砂仁，去山药；腹痛加厚朴、砂仁、木香、茴香，去白术；呕哕恶心加藿香、乌梅、莲肉、砂仁、人参；小水短赤加木通、车前，去泽泻，口燥烦渴加黄连、麦芽、莲肉、乌梅、干葛，去泽泻、苍术；泻多元气虚脱昏倦加人参、黄芪，去泽泻、苍术；夏月暑泻加香薷、扁豆；泻多烦躁加炒黄连、人参、辰砂、乌梅，去苍术、泽泻；泻多不止加肉蔻、乌梅、人参，去泽泻、山栀；发热脉数加柴胡、炒黄芩、乌梅。暑泻者，夏月暴泻如水，面垢、脉虚、烦渴、自汗是也。香薷饮〔组成：香薷、浓朴（姜汁炒）、白扁豆（炒），加黄连（姜汁炒，尤妙）〕，根据本方加人参、白术、茯苓、白芍、陈皮、甘草，炒米一撮、乌梅一个、灯芯一团煎服。（《万病回春·卷之三·泄泻》）

（二）加味四苓散

【组成】白术一钱五分 白茯苓（去皮）二钱 猪苓二钱 泽泻二钱 木通二钱 栀子三钱 黄芩二钱 白芍三钱 甘草八分

【煎服法】上剉，灯心十茎，水煎，空心服。

【主治】泄泻，腹痛，泻水如热汤，痛一阵泻一阵者，火也。（《寿世保元·卷三·泄泻》）

（三）加减薷苓汤

【组成】猪苓七分 赤茯苓（去皮）一钱 泽泻七分 白术（去芦）五分 黄连五分 竹茹一钱 干葛七分 天花粉二钱 甘草五分

【煎服法】上剉，生姜煎服。

【主治】小儿夏秋之月，霍乱吐泻，身热口渴。

【加减】如热极，加石膏、知母。泻极，加升麻。腹痛，加炒白芍一钱、肉桂三分。寒痛亦加。（《寿世保元·卷八·吐泻》）

五、 温阳止泻

(一) 金匮加减肾气丸

【组成】白茯苓三两　川牛膝（酒洗，去芦）　肉桂　泽泻　车前子　山茱萸（酒蒸，去核）　山药　牡丹皮　附子（制）五钱　熟地黄（拍碎酒浸，杵膏）四两

【制法】上为细末，和地黄加炼蜜为丸，如梧桐子大。

【主治】大便滑利、小便闭涩，或肢体渐肿，喘嗽唾痰为脾胃亏损。（《万病回春·卷之三·泄泻》）

(二) 八味丸

【组成】熟地黄（杵膏，忌铁器）八两　山茱萸（酒蒸，去核）　干山药各四两　牡丹皮　白茯苓（去皮）　泽泻各三两　肉桂　附子各一两

【制法】上各另为末，和地黄膏加炼蜜为丸，如梧桐子大。

【服法】每服一百丸，空心滚水送下。（《万病回春·卷之四·补益》）

【主治】命门火衰而脾土虚寒者。（《万病回春·卷之三·泄泻》）

六、 理气化痰

(一) 加味二陈汤

【组成】陈皮二钱　半夏（姜炒）二钱　白茯苓（去皮）三钱　苍术一钱五分　浓朴（姜汁炒）八分　砂仁八分　山药（炒）一钱半　车前子二钱　木通二钱　甘草八分

【煎服法】上剉一剂，生姜三片、乌梅一个、灯心十茎，水煎温服。

【主治】痰泻症。痰泻者，或多或少，或泻或不泻，脉沉滑是也。（《万病回春》）

泄泻，或多或少，或泻或不泻者，痰也。（《寿世保元·卷三·泄泻》）

【加减】泻不止加肉蔻、诃子，去浓朴，照香砂六君子汤加减

相同；滑泻不止，灸百会一穴、天枢二穴、中脘一穴、气海一穴。（《万病回春·卷之三·泄泻》）

（二）香砂平胃散

【组成】苍术一钱五分　陈皮二钱　厚朴（姜炒）八分　白术（去芦，炒）一钱五分　白茯苓（去皮）三钱　半夏（姜炒）二钱　砂仁一钱　香附（炒）二钱　神曲（炒）三钱　白芍二钱　甘草（炙）八分

【煎服法】上剉，生姜煎服。

【主治】泄泻，腹痛甚而泄泻，泻后痛减者，食积也。（《寿世保元·卷三·泄泻》）

七、固涩止泻

（一）二神丸

【组成】破故纸（炒）四两　肉豆蔻（生用）二两

【煎服法】上为末，用大红枣四十九个、生姜四两切碎，同枣用水煮熟，去姜，取枣肉和为丸，如梧桐子大。每服五十丸，空心盐汤下。

【主治】泄泻，脾肾虚弱，清晨五更作泻，或全不思食，或食而不化，大便不实者，此肾泄也。凡饭后随即大便者，盖脾肾交济，所以有水谷之分，脾气虽强，而肾气不足，故饮食下咽，而大腑为之飧泄也。（《寿世保元·卷三·泄泻》）

（二）四神丸

【组成】破故纸（酒浸炒）四两　吴茱萸（泡过炒）一两　肉豆蔻（面裹煨）二两　五味子二两

【制法】上为细末，用生姜八两切片，同枣一百枚煮烂，去姜取枣肉为丸，如梧桐子大。

【服法】每服一钱半，淡盐汤送下。

【主治】脾胃虚弱，大便不实，饮食不思，或泻痢腹痛等症，兼治肾泄，清晨溏泄一二次，经年弗止者。

【加减】一方去吴茱萸、五味子，加木香、茴香炒，各一两。（《万病回春·卷之三·泄泻》）

（三）六味地黄丸加减

【组成】怀生地黄（酒洗净，入砂锅内，蒸黑为度）八两　山茱萸（酒蒸，剥去核，取肉，晒干）四两　怀山药四两　白茯苓（去皮）三两　牡丹皮（去筋）三两　泽泻（去毛）三两

【制法】上忌铁器，将药精制，秤为一处，入石臼内，捣成饼，晒干，或微火焙干，或碓杵，或石磨，为细末，炼熟蜜一斤，加水一碗，和为丸，如梧桐子大，晒干，用瓷器收贮。如病胃弱，畏滞，怀生地黄再加生姜汁，拌匀，再蒸半晌，取出，用手掐断，入后药，同捣成饼。今市卖熟地黄，皆是用铁锅煮，不可用。

【服法】每服三钱。空心盐汤、酒任下。

【主治】肾虚久泻不止。（《万病回春·卷之四·补益》）

【方论】大抵久泻，多由泛用消食利水之剂，损其真阴，元气不能自持，遂成久泻，若非补中益气汤、四神丸滋其本源，后必胸痞腹胀，小便淋沥，多致不起。（《万病回春·卷之三·泄泻》）

八、调和肝脾

痛泻要方

【组成】白术（炒）三钱　白芍（炒）一钱　陈皮（炒）钱半　防风一钱

【煎服法】上剉，水煎，温服。

【主治】伤食腹痛。得泻便减。今泻而痛不止。故责之土败木贼也。（《寿世保元·卷三·泄泻》）

九、解表化湿

藿香正气散

【组成】藿香一钱　紫苏八分　陈皮　厚朴（姜炒）　半夏（姜汁炒）五分　白术（去芦，炒）　茯苓（去皮）　桔梗　大腹皮　白芷　甘草（炙）各五分

【煎服法】上剉一剂，姜、枣煎服。

【主治】四时不正之气，寒疫时气，中岚瘴气，雨湿蒸气，或

中寒腹痛，冒风吐泻，中湿身重泄泻，脾胃不和。或饮食停滞，复感外寒，头疼憎寒，呕逆恶心，胸膈痞闷，或发寒热，无汗。（《寿世保元·卷八·吐泻》）

十、 验方

一小儿，泄泻不止，用山药，炒为末，不拘多少，入粥。同粥食之，立止。（《寿世保元·卷八·吐泻》）

一方，益元散加白术末一两，每服一二钱，米汤调下，止小儿泄泻殊效。（《万病回春·卷之七·泄泻》）

治泄泻三五年不愈者，唯灸百会穴，五七壮即愈。（《万病回春·卷之三·泄泻》）

一治，泄泻，手足冷，不渴，腹痛，用人参、白术、干姜、甘草，水煎热服。中寒重者，加附子。（《寿世保元·卷三·泄泻》）

一泄泻二三日，或腹疼痛，生姜、豆豉、胡椒，煎汤热服，立止。（《寿世保元·卷三·泄泻》）

一秘方，治泄泻，用鸡子一个，将小头破开，入胡椒七粒，纸糊顶，煨熟，好酒送下，烧酒更妙，将胡椒完吞下。（《寿世保元·卷三·泄泻》）

一大便溏泄，米谷不化，用黄连（酒炒）、白芍（煨）、吴茱萸（炒）各等份上为细末，用小米饭为丸，如梧桐子大。每服五六十丸。空心米汤送下。（《寿世保元·卷三·泄泻》）

一治，暴泄不止，小便不通，车前子，炒为末，每服二钱，米饮调下。其根叶亦可捣汁服。此药利水道，而不动元气。（《寿世保元·卷之三·泄泻》）

一治，久泻，大肠滑泄。五倍子炒五两为末。面糊为丸。如梧子大。每服五丸，米饮下。日三服。（《寿世保元·卷三·泄泻》）

治水泻痢疾神效。石莲肉（为末）二钱、细茶五钱、生姜三钱，上茶、姜二味，煎汤调莲绞肉服。（《万病回春·卷之三·泄泻》）

又方，治泻痢，莲肉（二两，为末）五更空心，无根水调服。

忌半口勿饮食，仍忌荤腥生冷一切。（《万病回春·卷之三·泄泻》）

一人，食下即响，响而即泻，不敢食，一些食之即泻，诸药不效。以生红柿核，纸包，水湿，灰火烧熟食之，不三四个即止。（《寿世保元·卷三·泄泻》）

治大人小儿脾虚泄泻方：丁香、木香、陈皮、甘草（炒）、白术（去芦，土炒）、泽泻、茯苓（去皮）、藿香、浓朴（姜汁炒）、冬瓜仁（去壳）、白芍（酒炒）各等份，上为末，炼蜜为丸，如鸡头子大。每服一二丸，米汤或淡姜汤下。（《鲁府禁方·卷一·泄泻》）

万补丸治脾胃不和，溏泄晨泄，一切脾气不足。治男子遗精，女人赤白带下尤妙。苍术八两、浓朴去皮、陈皮各五两，甘草、小茴（略炒）各三两，上为末，听用。将猪肚一个，莲肉为末、半斤，将猪肚擦洗极净，入莲绞肉于中，线扎住，用猪腰二个同煮，用童便煮，极烂为度，取出捣如泥，和前药再捣极匀为丸，如梧子大。（《鲁府禁方·卷一·泄泻》）

治泄泻，用生姜一块，艾一把，水煎，热服。（《种杏仙方·卷一·泄泻》）

一方，治暴泻痢，用百草霜末，每二钱，米饮调下。（《种杏仙方·卷一·泄泻》）

一方，治暴泻不止，小便不通。用车前子，炒为末。每二钱，米饮调服。其根叶亦可捣汁饮下。此药利水道而不动元气。（《种杏仙方·卷一·泄泻》）

一方，治泄泻，不拘新久。用白术一两，黄土炒，入米一撮同煎，空心服。（《种杏仙方·卷一·泄泻》）

一方，用五倍子末，南枣肉，捣为丸，大人二三十丸，小儿十五丸，熟水送下。（《鲁府禁方·卷一·泄泻》）

一方，治泄及小便频多，皆因伤肾经。用四圣散：破故纸、肉豆蔻、五味子、吴茱萸四味，为丸。（《种杏仙方·卷一·泄泻》）

一方，治水泻。用白矾、五倍予等份，面糊丸，如梧桐子大。每三十五丸，空心白滚水下。（《种杏仙方·卷一·泄泻》）

一方，治脾泄泻，久有热者。用黄连一两，生姜四两，俱切碎，慢慢火同炒，待姜枯，取去姜，将黄连为细末。每服二钱，空心米汤服。（《种杏仙方·卷一·泄泻》）

一方，治脾泻，久有寒者。用肉豆蔻一个，剜窍，入乳香少许，面裹煨，去面为末，作一服。空心陈米汤送下。（《种杏仙方·卷一·泄泻》）

一方，治久泻不止，饮食不进。用黄米炒为末。每数匙，用砂糖调吃。（《种杏仙方·卷一·泄泻》）

一方，治久泻。用糯米为末，入百草霜十分之二，水和为饼，烙熟食之。一法，单用糯米，半生半炒，煮粥食之。（《种杏仙方·卷一·泄泻》）

一方，治久泻久痢，或脱肛下坠等症。用臭椿根白皮，酒炒七次，为末，阿胶化开，为丸如梧桐子大。每三五十丸，米汤送下。（《种杏仙方·卷一·泄泻》）

一方，治久泻肌瘦，不思饮食，用白术（去芦、油）半斤（土炒），干山药四两，为末。每日煮粥放一合在内，再煮滚，空心食之。（《种杏仙方·卷一·泄泻》）

凡饭后随即大便者，盖脾肾交济，所以有水谷之分，脾气虽强而肾气不足，故饮食下咽而大腑为之飧泄也。治法：用破故纸四两（酒炒），肉豆蔻二两（生），共为末。用生姜四两，切片，煮枣四十九枚，去皮核，取肉为丸，如梧桐子大。每服三五十丸，空心盐汤送下。使脾肾之气交通，则水谷自然克化。此所谓妙合而凝者也。（《种杏仙方·卷一·泄泻》）

第三节　医案例举

一、温阳止泻案

一人善饮，便滑，溺涩，食减胸满，腿足渐肿。证属脾肾虚寒，以金匮肾气丸治之。食进肿消，更用八味丸。胃强脾健而愈。

（《寿世保元·卷三·泄泻》）

一人病泄，每至五更辄即利，此肾泄也，用五味子散，数服而愈。因起居不慎，泄复作，年余不差，此命门火虚，不能生脾土，法当补其母，火者土之母也，遂用八味丸补其母，泻即止，食渐进。东垣云：脾胃之气盛，则能食而肥，虚则不能食而瘦，全赖命门火，为生化之源，滋养之根也，故用八味丸奏效，只用六味丸亦可。（《寿世保元·卷三·泄泻》）

二、 健脾补气案

一人，患泄泻，日久不止，以致元气下陷，饮食入胃不住，完谷不化，肌肉瘦削，肢体困倦，面目两足肿满，上气喘急，此元气脾胃虚之甚也，宜补中益气汤。依本方，减当归，加酒炒白芍、茯苓、泽泻、山药、莲肉、木香、干姜（炒黑），止泄泻之良方也。（《寿世保元·卷三·泄泻》）

一泄泻，因内伤劳倦，饮食化迟而泻，及脾胃素蕴湿热，但遇饮食劳倦即发，而肢体酸软沉困，泄泻者，以益气汤，去当归，加炒白芍、茯苓、苍术、猪苓、泽泻，姜、枣煎服。（《寿世保元·卷三·泄泻》）

一小儿，久泻兼脱肛，小腹重坠，四肢浮肿，面色萎黄，时或兼青，诸药到口即呕吐，审乳母忧郁伤脾，大便不实，先用补中益气汤，后用五味异功散及四神丸，调治其母，不两月而子母俱痊。（《寿世保元·卷八·吐泻》）

一小儿饮食后即泻，先用六君子、升麻、神曲、山楂而止；又用五味异功散加升麻而痊。后吐泻腹痛，用保和丸二服，又用异功散调补脾气而安。（《万病回春·卷之七·泄泻》）

一小儿伤食，作泻腹胀、四肢浮肿、小便不利，先用五苓散加木香，旬余，诸症渐退；又用五味异功散为主，佐以加减肾气丸，又旬日，二便调和，饮食渐进，浮肿旋消，乃用异功散调理而安。（《万病回春·卷之七·泄泻》）

一小儿因惊久泻，面色青黄，余谓肝木胜脾土也。朝用补中益

气汤，夕用五味异功散加木香，子母俱服而愈。(《万病回春·卷之七·泄泻》)

一小儿久泻兼脱肛、小腹重坠、四肢浮肿，面色痿黄、时或兼青，诸药到口即呕吐。审乳母，忧郁伤脾，大便不实。先用补中益气汤、五味异功散及四神丸调治其母，不两月，子母俱愈。(《万病回春·卷之七·泄泻》)

三、 清热祛湿案

一治许州黄太守患泄泻，二三年不愈，每饮烧酒三盅则止二三日，以为常，畏药不治。召余诊之，六脉弦数，先服此药，以解酒毒，后服理气健脾丸加泽泻而愈。宣黄连（一两），生姜（四两），上为一处，以慢火炒，令姜干脆色，去姜取连，捣末，每服二钱，空心腊茶清下。甚者不过二服，专治久患脾泄。(《寿世保元·卷三·泄泻》)

第十二章

痢疾

第一节　概　述

[症状表现]

痢者，古之滞下是也。其症大便窘迫，里急后重，数至圊而不能便，腹中疼痛，所下或白或赤，或赤白相杂，或下鲜血，或如豆汁，或如鱼脑，脓血相杂，或如屋漏水，此为感之有轻重，积之有深浅也。其湿热积滞，干于血分则赤，干于气分则白，赤白兼下，气血俱受邪也。(《寿世保元·卷三·痢疾》)

伤热则赤，伤冷则白，伤风则纯下清血，伤湿则下如豆汁，冷热交并，赤白兼下。若下迫后重，里急窘迫，急痛者，火性急速，而能燥物故也。或夏末秋初，忽有暴折于盛热无所发，故客搏肌肤之中，发于外，则为疟，发于内，则为痢，内外俱发，则为疟痢。凡痢病久，则令肿满。下焦偏冷，上焦偏结，则为上实下虚，若脾胃湿热之毒，熏蒸清道而上，以致胃口闭塞，而噤口之证。(《寿世保元·卷七·痢疾》)

[脉象]

痢脉多滑，按之虚绝，尺微无阴，涩则少血，沉细者生，洪弦者死。(《万病回春·卷之三·痢疾》)

脉宜微小，不宜浮滑大，不宜弦急。身寒则生，身热则死。（《寿世保元·卷三·痢疾》）

[病因病机]

多由感受风寒暑湿之气，及饮食不节，有伤脾胃，宿积郁结而成者。虽有赤白二色，终无寒热之分，通作湿热治之。大便了而不了者，血虚也。数至圊而不便者，气虚也。丹溪曰：痢赤属血，自小肠来，白属气，自大肠来。（《寿世保元·卷三·痢疾》）

小儿八痢者，乃饥、饱、劳、役、风、寒、暑、湿，因触冒天地八风之邪而得，故以命名也。大抵多由脾胃不和，饮食过度，停积于脾胃，不能克化，又为风寒暑湿干之，故为此疾。（《寿世保元·卷八·痢疾》）

痢疾不分赤白，俱作湿热治之明矣。赤属血、白属气，赤白相兼，脓血杂痢，皆因脾胃失调，饮食停滞，积于肠胃之间多。其暑湿伤脾，故作痢疾。（《万病回春·卷之三·痢疾》）

东垣云：白者，湿热伤气分；赤者，湿热伤血分；赤白相杂，气血俱伤也。痢疾者，腹中实积也。（《万病回春·卷之七·痢疾》）

[治则治法]

但分新久，更量元气用药。凡痢初患，元气未虚，必须下之，下后未愈，随证调之。痢稍久者，不可下，胃虚故也。痢多属热，亦有虚与寒者，虚则宜补，寒者宜温。年老及虚弱人，不宜下。（《寿世保元·卷三痢疾》）

痢疾初起一二日，元气壮实者，先用玄白散；虚弱者，用芍药汤疏通积滞。三四日以后，元气渐弱，调和饮食加减治之。如不止，服参归芍药汤调理脾胃、补益元气。久不愈，方可服人参养脏汤加减治之。（《万病回春·卷之三·痢疾》）

切不可骤用粟壳等药，止塞太早，恐内积气未尽，成休息痢；亦恐毒攻上，胸腹饱闷作疼，恶心呕哕发呃，难治，因毒气攻胃故也。大抵治痢疾一二日，元气未虚，治宜疏通积滞，此通因通用之法；三四日后，不可疏通，恐元气虚也，当清热解毒、调养脾胃为主。经云：行血则便脓自愈，调气则后重自除。若大肠积滞壅实而后重，法当疏导之；若大肠气虚下陷而后重，法当升补之。（《万病回春·卷之三·痢疾》）

痢因湿热并气滞，赤伤血分白伤气，赤白相杂气血伤，清热理气先通利。（《种杏仙方·卷一·痢疾》）

痢疾不分赤与白，俱作湿热治可得，初起壮盛先宜通，久痢虚弱当调塞。（《云林神彀·卷二·痢疾》）

大抵久痢不止，多属血气虚弱，宜用八珍汤。若脾气虚而血弱者，用四君子汤；若胃气虚而血弱者，用补中益气汤。

第二节　治疗处方

一、清热祛湿

（一）玄白散

【组成】牵牛（赤痢用黑、白痢用白，赤白相杂，黑白兼用，半生半炒，捣碎）　生地黄　赤芍　归尾　槟榔　枳壳（去瓤，麸炒）　莪术（煨）　黄连各一钱　大黄二钱

【煎服法】上剉一剂，水煎，空心温服，以利二三次为度。

【主治】痢疾初起，里急后重，腹痛脓血窘迫，壮盛人一剂即愈。初下痢者，不分赤白，皆湿热也。壮盛人初痢宜利之。

【加减】暑月加香薷（炒）一钱。（《万病回春·卷之三·痢疾》）

（二）立效散

【组成】净黄连（酒洗，吴茱萸三两同炒，去茱萸不用）四两　陈枳壳（去瓤，麸炒）二两

【煎服法】上二味为细末，每服三钱，空心，黄酒调下；泄泻，米汤下；噤口痢疾，陈仓米汤送下。

【主治】治赤白痢疾，脓血相兼，里急后重，疼痛，一服立止。

痢因热积而气滞者，宜清热顺气也。(《万病回春·卷之三·痢疾》)

（三）清脏解毒汤

【组成】黄连 黄芩 黄柏 栀子 大黄 连翘 滑石 木通 车前子 海金沙 枳实 莪术

【煎服法】上剉，水煎，空心服。

【主治】素有积热，下痢白脓，腹痛膨胀，昼夜无度，渐至大便闭结，小便不通，此三焦有实热也，服此即愈，或下痢纯红，或赤白相杂，皆效。(《寿世保元·卷三·痢疾》)

（四）芍药汤

【组成】芍药二钱 木香一钱 当归一钱 枳壳（去瓤）一钱 黄芩（去朽）一钱 槟榔一钱 黄连二钱 甘草五分

【煎服法】上剉一剂，水煎温服。

【主治】虚弱人初痢宜清之。(《万病回春·卷之三·痢疾》)

二、 益气解表

（一）败毒散

【组成】柴胡 前胡 羌活 独活 枳壳 茯苓 川芎 桔梗 人参 甘草

【煎服法】上剉一两，生姜、薄荷煎服。

【主治】噤口痢，其疾有冷有热，有冷热不调，皆须先发散表邪。又治疫痢发热，合境皆然者，神效。加白芍、黄连，尤效。(《寿世保元·卷二·四时感冒》)

【加减】如手心热、目赤是热，宜败毒散，加陈米，煎服。如手心冷及纯下白痢者，是寒，宜用莲肉（不去心）为末，用米饮调服三钱。(《寿世保元·卷三·痢疾》)

（二）仓廪散

【组成】人参败毒散加黄连、陈仓米三百粒。

【煎服法】姜、枣煎服。

【主治】治痢疾赤白，发热不退，肠胃中有风邪热毒及时行瘟疫，沿门阖境，皆下痢噤口者，服之神效。下痢发热不退者，肠胃中有风邪也。

【加减】如痢后手足痛加槟榔、木瓜；噤口痢加陈仓米一撮、石莲肉七枚。（《万病回春·卷之三·痢疾》）

三、行气调血

（一）调和饮

【组成】白芍三钱　当归一钱　川芎二钱　黄连二钱　黄芩二钱　桃仁一钱　升麻五分

【煎服法】上㕮一剂，水煎，空心服。

【加减】如红痢根据本方；如白痢，用吴茱萸一钱，芩、连用酒炒；赤白痢加白术、茯苓、陈皮、香附各一钱。

【主治】下痢稍久者，宜调和也。（《万病回春·卷之三·痢疾》）

下痢红多，不拘新久，或用香连化滞汤下后未愈者，用此调之。（《寿世保元·卷三·痢疾》）

（三）香连化滞汤

【组成】当归尾一钱　白芍一钱半　黄连（去毛）一钱　黄芩（去皮）一钱　黄柏（去皮）一钱　枳壳（去瓤，麸炒）一钱五分　槟榔一钱　木香一钱　大黄三钱（虚人用半）　滑石二钱　甘草二分

【煎服法】上㕮，水煎，空心服下。

【主治】赤白痢疾初起，积滞不利，里急后重，频登圊而去少，腹痛等症。（《寿世保元·卷三·痢疾》）

（四）白术和中汤

【组成】当归（酒洗）二钱五分　白芍（土炒）一钱　白术（去芦，土炒）　白茯苓（去皮）各二钱　陈皮一钱　黄芩（炒）一钱　黄连（炒）八分　甘草五分　木香（少许）

【煎服法】上㕮，水煎，食前服。

【主治】下痢白多，不拘新久，或用前药，复未愈者，用此和之。（《寿世保元·卷三·痢疾》）

（五）六一顺气汤

【组成】柴胡 黄芩 芍药 枳实 厚朴 大黄 芒硝 甘草

【煎服法】上剉剂，先将水二钟煎滚三沸后入药，煎至一碗，临服入铁锈水三匙同调服。（《寿世保元·卷二·伤寒》）

【主治】治痢不问赤白相杂，肚痛，里急后重，浑身发热，口干发渴，用此通利即止。下痢发热，便闭者，表里有实热也。（《寿世保元·卷三·痢疾》）

（六）逐瘀汤

【组成】阿胶（炒） 枳壳（麸炒） 茯神 茯苓 白芷 川芎 生地黄 莪术 木通 五灵脂（炒尽烟） 赤芍 生甘草各一钱 桃仁（去皮尖） 大黄各一钱五分

【煎服法】上剉一剂，水一盏半，入蜜三匙，再煎，温服。

【主治】赤痢、血痢，痛不可忍，又治血痔，其效如神，病虽垂殆，一服即愈。（《寿世保元·卷三·痢疾》）

四、补中益气

（一）加味六君子汤

【组成】人参 白术（去芦） 白茯苓（去皮） 黄芪各一钱 怀山药（二钱） 砂仁（研）一钱 甘草（五分）

【煎服法】上剉一剂，枣三枚，水煎，空心服。如腹痛，加炒黑干姜、木香各五分，乌梅一个。

【主治】脾疳、泄泻、痢疾，属气虚。（《寿世保元·卷三·痢疾》）

（二）补中益气汤

【组成】黄芪（蜜炒）一钱五分 人参一钱 白术（去芦炒）一钱五分 当归（酒洗）一钱五分 陈皮七分 升麻八分 甘草（炙）五分 加白芍（炒） 泽泻 木香 砂仁 白豆蔻 地榆 御米壳（醋）三分

【煎服法】上剉一剂，姜、枣煎服。（《寿世保元·卷三·痢疾》）

【主治】下痢赤白，脓血相杂，腹痛，里急后重，昼夜无度，日久不愈，不能起床，不思饮食，疲倦之甚，或服寒凉峻利太过者。

（三）参归芍药汤

【组成】人参一钱　当归（酒洗）二钱　茯苓　白术一钱　砂仁七分　山药（炒）　陈皮各一钱　甘草五分

【煎服法】上剉一剂，乌梅一个、灯草一团、莲肉七个，水煎温服，照后加减。

【主治】治痢久一二十日，痢多不止，用此调养气血自愈。

【功效】调养气血兼升涩。

【加减】噤口痢不食者，胃口热极故也，加炒黄连、莲肉、人参、炒米、乌梅，清热开胃为主。下痢腹痛、里急后重者，是热极气滞也。久痢后重不除者，虚气坠下也。治痢用下药仍后重者，乃阳不升也，用升麻为君，加人参、当归，芍药为君，升麻少许提气。大凡痢作痛者，热流下也，加炒芩、芍药清之。痢后发热不止，或积少但虚坐努力者，俱是血虚故也，倍加当归、芍药、地黄滋养阴血，其热自安。积中有紫血者，是瘀血也，加芍药、红花生血和血，则便血自愈。痢下如绿豆汁者，是湿也，加苍术、白术渗湿利小便。（《万病回春·卷三·痢疾》）

五、　固涩止痢

（一）汤泡饮

【组成】粟壳（蜜水炒）三钱　乌梅（去核）一个　甘草三分　蜜三匙

【主治】治久痢不愈，无分赤白，俱可服。

【煎服法】上剉碎，用滚水一钟，泡浸一时，去渣，三次服之。（《万病回春·卷之三·痢疾》）

（二）真人养脏汤

【组成】肉桂五分　人参（去芦）　当归　诃子（煨、去核）　木香　甘草（炙）　肉豆蔻（面裹煨）各一钱　芍药　白术各一钱　枳壳（蜜炙）一钱

【主治】大人小儿冷热不调，下痢赤白，或如脓血鱼脑，里急

后重，脐腹疼痛，或脱肛下坠、酒毒便血并皆治之。

【煎服法】上剉一剂，水煎，食前温服。脏寒者加附子一钱（制）。（《万病回春·卷之三·痢疾》）

（三）仙梅丸

【组成】细茶　乌梅（水洗则去核，晒）

【煎服法】上为末，用生蜜揭作丸，弹子大。每一丸，水冷热随意化下。

【主治】治痢疾发热发渴者。（《寿世保元·痢疾》）

（四）养脏复元汤

【组成】人参三钱　白术（去芦，炒）一钱半　白茯苓（去皮）一钱　白豆蔻（去壳，研）一钱　干姜（炒黑）一钱　粟壳（去芦，炒）一钱半　制附子五分　乌梅二个　木香一钱　甘草（炒）五分

【煎服法】上剉一剂，北枣三枚，水煎，空心服，渣再煎服。谨节饮食。

【主治】一论曾经服推涤药过多，又服攻击克伐等他药所不效者，以致形气极弱，痢无休息，积久恶候出者，并与救之。（《寿世保元·卷三·痢疾》）

六、 验方

一治久痢，休息不止。百方不效，用黄连末、木香末十分之一，猪肠头（去油），入药，水煮烂，捣为丸，如梧子大，每服五十丸，空心米汤送下。（《寿世保元·卷三·痢疾》）

一血痢及下血久不止，用六味丸加地榆、阿胶、黄连、黄芩、生地黄。（《万病回春·卷之三·痢疾》）

一治虚弱之人噤口痢，饮食不下，参苓白术散，根据本方加石莲肉、石菖蒲各一两，或有气，加木香五钱，共为末，每服二钱，枣汤调下。噤口痢，粳米汤下。休息痢，砂糖送下。（《寿世保元·卷三·痢疾》）

一治下痢噤口，饮食不下，多是胃气热甚，用黄连三钱、人参一钱五分、甘草五分，一方加石莲肉一钱，上用水煎，终日呷之。

如吐，再强饮，但得一呷下咽，便好。(《寿世保元·卷三·痢疾》)

治痢不拘赤白，白萝卜捣取汁，与蜂蜜调对，服三四匙即愈。(《鲁府禁方·卷一·痢疾》)

治血痢，用苦参炒为末，每服半钱，米汤调下。(《鲁府禁方·卷一·痢疾》)

治白痢，肉豆蔻面包、煨过，入乳香一粒，为末。每服二三分，米汤调下。(《鲁府禁方·卷一·痢疾》)

治噤口痢不思饮食，莲肉不拘多少，为细末。每服二钱，蜜水调下。又方：糯米半升，入生姜汁，浸炒为末，每服三钱，白汤调下。(《鲁府禁方·卷一·痢疾》)

椿根散治痢疾如神，椿根白皮二两，松花面、地榆、荷叶蒂(约四指长，各一两)上和匀为末。若白痢白糖调服，红痢黑糖调服，立止。(《鲁府禁方·卷一·痢疾》)

治赤白痢疾久不止者神效，乌梅六七个，烧存性，为末，空心黄酒调，一服见神效。(《鲁府禁方·卷一·痢疾》)

治痢疾腹痛，不问赤白冷热，用老生姜、细茶各三钱，用新汲水煎服。一方加连根韭菜，三味同捣汁，酒调服亦可。(《种杏仙方·卷一·痢疾》)

一方，治痢脓血稠黏，里急后重，昼夜无度，用大黄一两，好酒二钟，浸半日，煎至八分，作二次服之。(《种杏仙方·卷一·痢疾》)

一方，用王瓜，削去皮，蘸蜜吃一二个，当时腹痛一阵，利下积滞而愈。(《种杏仙方·卷一·痢疾》)

一方，用蝉蜕炒为末，每服一钱，白痢，烧酒下；红痢，黄酒下。(《种杏仙方·卷一·痢疾》)

一方，用绿豆炒为末，入白糖，和凉水服。(《种杏仙方·卷一·痢疾》)

一方，治久痢，止涩之药，用五倍子、枯白矾、石榴皮等份，为末，炼蜜为丸，如黄豆大。每一丸，空心冷水下。(《种杏仙方·卷一·痢疾》)

一方，治红白痢，用五倍子末，每三钱，茶调服。（《种杏仙方·卷一·痢疾》）

一方，治痢不问赤白新久，用腊肉骨烧存性为末，陈皮末各五钱，甘草末一钱，共和匀。每服二钱，熟水调服。（《种杏仙方·卷一·痢疾》）

一方，治白痢如鱼冻色者，久不愈，甩白鸭一只，杀取血，以滚酒调和服之。（《种杏仙方·卷一·痢疾》）

一方，治赤痢，用百草霜末五钱，热酒调下。（《种杏仙方·卷一·痢疾》）

一方，治休息痢，用天灵盖烧存性为末。每服三五钱，入细面和成饼，火煨熟吃。（《种杏仙方·卷一·痢疾》）

一方，治疫毒热痢，将松花筛细末。每二钱，用薄荷煎汤，入蜜调下。（《种杏仙方·卷一·痢疾》）

一方，治噤口痢，药食俱不纳者，用田螺数枚连壳捣烂，加些麝香在内，调匀，填满脐内，引火下降，服药再不吐矣。饮食须慢慢少少进之。（《种杏仙方·卷一·痢疾》）

一方，治噤口痢，汤饮米谷不下，用石莲子，去壳并内红皮及心，为末。每二三钱，用井花水调下。日进二服。（《种杏仙方·卷一·痢疾》）

一方，治噤口痢，用乌梅三钱、陈细茶三钱为末，米汤调服。（《种杏仙方·卷一·痢疾》）

一方，用三片生姜，三个枣，三个乌梅，一寸甘草，榴皮半个、锅内炒，二盅水煎一钟，温服。（《种杏仙方·卷一·痢疾》）

第三节 医案例举

一、清热祛湿案

大司寇春冈刘公，年近古稀，患痢脓血腹痛，诸医弗效。余诊六脉微数，此肥甘太过，内有积热，当服酒蒸大黄一两清利之。公

曰：吾衰老恐不能，唯滋补、平和之剂可也。余再四宽释，公意始从，遂服之，逾日而愈。（《万病回春·卷之三·痢疾》）

一人血痢，及下血不止，以六味丸加地榆、阿胶、炒黄连、黄芩、生地黄，一剂即效。（《寿世保元·卷三·痢疾》）

一小儿患痢，口干发热，用白术散煎与恣饮，时与白术散送下香连丸而安。（《万病回春·卷之七·痢疾》）

二、 解表化湿案

通府竹峰何公，患痢赤白，昼夜无度，遍身瘙痒，心中烦躁。予诊六脉大数，人迎偏盛，此风邪热毒也。以人参败毒散加防风、荆芥、黄连，去人参，二服即愈。又诊六脉仍前大数，余曰：数则心烦，大则病进，将来必有痰喘之患不起。后逾月，果如其言。（《万病回春·卷之三·痢疾》）

三、 补中益气案

一人，痢后两足浮肿、胸膈胀满、小便短少。用分利之剂，遍身肿兼气喘。余曰：两足浮肿，脾气下陷也，胸膈胀满，脾虚作痞也；小便短少，肺不能生肾也；身肿气喘，脾不能生肺也。用补中益气加附子而愈。半载后，因酒食劳倦两目浮肿、小便短少，仍服前药顿愈。（《万病回春·卷之三·痢疾》）

一人年老，久痢不止，肌瘦如柴，昼夜苦楚，命已垂危，用人参一两，水煎服之，鼻有微汗而苏，后用十全大补汤调理而安。（《寿世保元·卷三·痢疾》）

一人，下痢，小腹急痛，大便欲去不去，此脾胃气虚而下陷也，用补中益气送八味丸，二剂而愈。此等证候，因利药致损元气，肢体肿胀而死者，不可枚举。（《寿世保元·卷三·痢疾》）

一人，停食患痢，腹痛下坠，或用疏导之剂，两足肿胀，食少体倦，烦热作渴，脉洪数，按之微细，予以六君子加姜、桂各二钱，吴茱萸、五味各一钱，煎熟，冷服之，即睡觉而诸症退，再剂全安。此假热而治以假寒也。（《寿世保元·卷三·痢疾》）

一人，呕吐不食，腹痛后重，自用大黄等药一剂，腹痛益甚，自汗，发热昏愦，脉大。予用参、术各一两，炙甘草、炮干姜各三钱，升麻一钱，水煎，一服而苏，又用补中益气汤加炮干姜，二剂而愈。(《寿世保元·卷三·痢疾》)

一人，下血，服犀角地黄汤等药，其血愈多，形体消瘦，发热少食，里急后重。此脾气下陷，余用补中益气加炮姜，一剂而愈。(《寿世保元·卷三·痢疾》)

一人，患痢后重，自知医。用芍药汤，后重益甚，饮食少思，腹寒肢冷。予以为脾胃亏损，用六君子汤，加木香、炮姜，三剂而愈。(《寿世保元·卷三·痢疾》)

一小儿患痢脱肛，色赤或痛，用补中益气汤送香连丸而愈。后伤食作泻，复脱肛不入，仍用前汤，更以蓖麻仁研，涂顶门而愈。(《万病回春·卷之七·痢疾》)

一小儿久痢，里急后重，欲去不去，手足并冷，此胃气虚寒下陷也。用补中益气汤加木香、补骨脂，倍升麻、柴胡而愈。(《万病回春·卷之七·痢疾》)

第十三章

便秘

第一节 概　述

[病因病机]

身热烦渴，大便不通者，是热闭也；久病患虚，大便不通者，是虚闭也；因汗出多，大便不通者，精液枯竭而闭也；风证大便不通者，是风闭也；老人大便不通者，是血气枯燥而闭也；虚弱并产妇及失血，大便不通者，血虚而闭也；多食辛热之物，大便不通者，实热也。（《万病回春·卷之四·大便闭》）

夫阴阳二气，贵乎不偏，然后津液流通，肠胃润溢，则传送如经矣。摄养乖理，三焦气滞，运棹不行，遂成闭结之患。有五，曰：风闭、气闭、热闭、寒闭、湿闭是也。（《寿世保元·卷五·大便闭》）

大便不通有虚实，阴结阳结闭不一。或攻或补用温凉，临时对症无差失。（《种杏仙方·卷二·大便闭》）

[治则治法]

凡大便难，幽门不通上冲，吸门不开噎闭，大便燥结，气不得下，治在幽门，以辛润之，专治大肠血少，结燥不通。（《寿世保元·卷五·大便闭》）

更有发汗利小便，及妇人产后亡血，走耗精液，往往皆能令人闭结。燥则润之，涩则活之，闭则通之，寒则温之，热则清之，此一定之法也。（《寿世保元·卷五·大便闭》）

大便闭结，若大肠血虚火炽者，用四物汤送下润肠丸，或以猪胆汁导之；若肾虚火燥者，用六味丸；若肠胃气虚，用补中益气汤。（《万病回春·卷之四·大便闭》）

第二节　治疗处方

一、养血润肠

（一）润肠汤一

【组成】当归　熟地　生地　麻仁（去壳）　桃仁（去皮）　杏仁（去皮）　枳壳　厚朴（去粗皮）　黄芩　大黄各等份　甘草减半

【煎服法】上剉一剂。水煎，空心热服。

【主治】大便闭结不通。

【宜忌】大便通即止药，不能多服。如修合润肠丸，将药加减各为末，炼蜜为丸，如梧桐子大。每服五十丸，空心白汤吞下。切忌辛热之物。

【加减】实热燥闭，根据本方；发热，加柴胡；腹痛，加木香；血虚枯燥，加当归、熟地、桃仁、红花；风燥闭，郁李仁、皂角、羌活；气虚而闭，加人参、郁李仁；气实而闭，加槟榔、木香；痰火而闭，加瓜蒌、竹沥；因汗多或小便去多，津液枯竭而闭，加人参、麦门冬；老人气血枯燥而闭，加人参、锁阳、麦门冬、郁李仁，倍加当归、熟地、生地，少用桃仁；产妇去血多，枯燥而闭，加人参、红花，倍加当归、熟地，去黄芩、桃仁。此方加槟榔，即通幽汤。（《万病回春·卷之四·大便闭》）

（二）润肠汤二

【组成】当归一钱五分　生地黄二钱　熟地黄二钱　桃仁一钱五分　红花五分　升麻一钱　大黄（煨）一钱　火麻仁一钱　甘草五分

【煎服法】上剉，水煎，去渣，调槟榔末二钱。稍温服。

【主治】大肠血少，结燥不通。(《寿世保元·卷五·大便闭》)

（三）润肠丸

【组成】杏仁（炒，去皮尖）　枳壳（炒，去瓤）　火麻仁（炒）陈皮（炒）各五钱　阿胶（炒）　防风各二钱五分

【制法】上为细末，炼蜜为丸，如梧桐子大。

【服法】每服五十丸，白汤送下。

【主治】虚弱老人，大便闭涩不通。(《寿世保元·卷五·大便闭》)

二、顺气导滞

（一）导气丸

【组成】木香　槟榔　火麻仁　枳壳

【制法】上将枳壳每个切作四片，用不蛀皂角三寸、生姜五片、巴豆三枚（略捶碎，不去壳油），用水一盏，将枳壳同煎熟，滤去三味不用，只将枳壳锉细焙干为末，入前三味末，炼蜜为丸。

【服法】蜜汤下，不拘时服。

【主治】大便闭结。(《寿世保元·卷五·大便闭》)

（二）活血润燥丸

【组成】当归（酒洗）二两　怀生地黄一两　怀熟地黄一两　火麻仁一两五钱　枳壳（麸炒）七钱　杏仁（去皮）五钱

【制法】上为细末，炼蜜为丸，如梧桐子大。

【服法】每服七十丸，空心，温水送下。宜久服。

【主治】大便常闭结。(《寿世保元·卷五·大便闭》)

三、验方

一论大便闭结至极，昏不知人事，用大田螺二三枚，以盐一小撮，和壳捣碎，置病患脐下一寸三分，以宽帛紧系之即通。(《寿世保元·卷五·大便闭》)

一论大肠实热，大便闭结不通，用大黄、皮硝、牙皂三味各等

份，水煎，一服立效。(《寿世保元·卷五·大便闭》)

又方，用大黄末三钱，皮硝五钱，用好烧酒一碗泡化，服之立效。(《寿世保元·卷五·大便闭》)

又方，用皮硝五钱，热酒化开，澄去渣，加香油三四茶匙，温服立通。(《寿世保元·卷五·大便闭》)

一人，大小便闭，数日不通，用商陆捣烂敷脐上，立通。(《寿世保元·卷五·大便闭》)

一论，大便不通，并伤寒杂症，用药不行者，粟米水煮至熟，入火麻仁微炒，不拘多少，入粥内再煮二三沸，饮汤下，即通。(《寿世保元·卷五·大便闭》)

一治，大便不通，用大黄、皮硝、牙皂三味各等份，水煎，一服立效。(《寿世保元·卷五·大便闭》)

一治，老人大便闭涩，连日不通，火麻仁一盏半，研，水浸取汁，芝麻半盏，炒研，水浸取汁，荆芥穗一两，桃仁去皮尖，炒研一两，入盐少许，同煎服之，立效。(《寿世保元·卷五·大便闭》)

治大便闭结，用蜜一盏，入芒硝二钱，滚汤调，空心服。(《种杏仙方·卷二·大便闭》)

一方，用粟米，水煮熟，入火麻仁(微炒，不拘多少)，入粥再煮一二沸，饮汤。(《种杏仙方·卷二·大便闭》)

一方，用荆芥、大黄各为末，如小便不通，荆七黄三；如大便不通，荆三黄七；大小便俱不通，各五钱，水调服。(《种杏仙方·卷二·大便闭》)

一方，用萝卜子一合，擂，冷水调皂角灰末。每服二钱、三钱，服即通。(《种杏仙方·卷二·大便闭》)

一方，用黑丑，半生半炒，为末。每服二钱，姜汤调下，热茶亦可。(《种杏仙方·卷二·大便闭》)

一方，治大小便不通，用鼠粪一个，烧灰存性，为末，每服一钱，黄酒调下。(《种杏仙方·卷二·大便闭》)

一方，用牙皂，烧存性，为末，空心米饮或酒调下三钱，立通。(《种杏仙方·卷二·大便闭》)

大便不通，皮硝五钱，热酒化开，澄去渣，加香油三四茶匙，温服，须臾即通。（《鲁府禁方·卷二·大便闭》）

大便不通，大黄、皮硝、牙皂三味等份，水煎，一服立通。（《鲁府禁方·卷二·大便闭》）

治大便不通，大黄一两、皮硝一两、细茶一两、蜂蜜三匙，上用水煎，去渣温服。忌生冷之物。（《鲁府禁方·卷二·大便闭》）

大便不通，大麦芽，不拘多少，捣碎，入黄酒壶煮一沸，服之立通。（《鲁府禁方·卷二·大便闭》）

四、外治法

（一）蜜导法

【主治】治大便闭结不通。

【方法】用火炼蜜，稠厚黄色倾入水中，急捻如指大，随用皂角末、麝香共为衣。将油涂抹大便润湿，放入谷道，大便即通。（《万病回春·卷之四·大便闭》）

（二）猪胆汁导法

【主治】治自汗，小便利而大便燥硬不可攻，以此法导之。

【方法】猪胆一枚，倾去一小半，仍入醋在内，用竹管相接，套入谷道中，以手指捻之，令胆汁直射入内，少时即通。盖酸苦益阴以润燥也。（《万病回春·卷之四·大便闭》）

（三）香油导法

【主治】治大便不通，腹胀，死在须臾。

【方法】用竹管蘸葱汁深入大便内，以香油一半、温水一半同入猪尿胞内，捻入竹管。将病患倒放，脚向上半时，即顺立通。（《万病回春·卷之四·大便闭》）

第三节　医案例举

一、泻热养血案

一男子年六十七岁，因气恼，左边上中下有三块，时动而胀痛喜揉，揉即散去。心痞作嘈，食下胃口觉涩，夜卧不宁，小便涩，大便八日不通。一医以大承气汤，一医以化滞丸，一用猪胆导法，一用蜜导法，俱不效。余诊六脉弦数有力，此血不足气有余，积热壅实。以大黄末三钱、皮硝五钱，热烧酒调服。打下黑粪，其硬如石，数十条。如前又一服，又打下粪弹盆许，遂安。后以四物汤加桃仁、红花、酒蒸大黄、黄连、栀子、三棱、莪术、枳壳、青皮、木通、甘草，十数剂而愈。(《万病回春·卷之四·大便闭》)

二、 滋阴润肠案

一老儒，素有风热，饮食如常，大便十七日不通，肚腹不胀，两尺脉洪大而虚。此阴火内燥津液，用六味丸二十余剂。至三十二日始欲去，用猪胆润而通利如常。(《寿世保元·卷五·大便闭》)

三、 大补元气案

一妇人，年七十有三，痰喘内热，大便不通，两月不寐。脉洪大，重按散乱。此属肝肺肾亏损，朝用六味丸，夕用逍遥散，各三十余剂，计所进诸药百余碗，腹始痞闷，乃以猪胆汁导而通之，用十全大补调理而安。若服前药，饮食不进，诸症复作。(《寿世保元·卷五·大便闭》)

腹痛

第十四章

第一节 概 述

[脉象]

腹痛关脉紧小急数，或动而弦，甚则沉伏；弦实滑疾；尺紧脐腹，心腹痛；脉沉细是福；浮大弦长，命不可复。（《万病回春·卷之五·腹痛》）

心腹痛，不得息，脉细小迟者生，脉大而疾者死。（《寿世保元·卷五·腹痛》）

[病因病机]

腹痛者，有寒、热、食、血、湿、痰、虫、虚、实九般也。（《万病回春·卷之五·腹痛》）

夫腹痛，有寒气客于中焦，干于脾胃而痛者，有宿积停于肠胃者，有结滞不散而痛者，有痛而呕者，有痛而泻者，有痛而大便不通者，有热痛者，有虚痛者，有实痛者，有湿痰痛者，有死血痛者，有虫痛者，种种不同。（《寿世保元·卷五·腹痛》）

腹痛有热亦有寒，死血食积并湿痰。时痛时止应是热，绵绵不止作寒看。（《种杏仙方·腹痛》）

[治则治法]

治之皆当辨其寒热虚实，随其所得之症施治，若外邪者散之，内积者逐之，寒者温之，热者清之，虚者补之，实者泻之，泄则调之，闭则通之，血则消之，气则顺之，虫则追之，积则消之，加以健理脾胃，调养气血，斯治之要也。(《寿世保元·卷五·腹痛》)

一论白芍味酸微寒，补中焦之药，得炙甘草为辅，治腹中痛之圣药也。如夏中热腹痛，少加黄芩。若恶寒腹痛，只少加肉桂一钱、白芍三钱、甘草一钱五分，此三味为治寒腹痛，此仲景神品药也。如深秋腹痛，更加桂三钱。如冬月大寒，腹中冷痛，加桂枝一钱五分，水二盏煎服。(《寿世保元·卷五·腹痛》)

第二节 治疗处方

一、疏肝理气

(一)开郁导气汤

【组成】苍术 (米泔浸，炒) 一钱 陈皮五分 香附 (童便浸，炒) 一钱 白芷一钱 川芎一钱 白茯苓 (去皮) 一钱 干姜 (炒) 五分 滑石一钱 山栀子 (炒黑) 一钱 神曲一钱 甘草少许

【煎服法】上剉一剂，水煎温服。

【主治】肚腹疼痛。有寒有热，有食有气，治一切肚腹痛之总司也。(《寿世保元·卷五·腹痛》)

(二)调气散

【组成】木香 紫苏各五分 槟榔七分 青皮 (麸炒) 香附各一钱 陈皮 半夏各八分 甘草 乳香 没药各三分

【煎服法】上剉，生姜三片，水煎服。

【主治】气滞于内，胸膈虚痞，腹中刺痛。(《鲁府禁方·卷二·腹痛》)

(三)平肝散

【组成】陈皮 青皮 (麸炒) 香附 白芍 山栀 (炒) 黄连 (炒) 黄芩 (炒) 各一钱 半夏 (姜制) 八分 甘草五分 生姜三片

【煎服法】水煎服。

【主治】七情不顺，郁火攻冲，腹痛时发时止，痛无定处是也。（《鲁府禁方·卷二·腹痛》）

二、 温中止痛

（一）姜桂汤

【组成】干姜　肉桂　良姜各七分　枳壳（去瓤，麸炒）　陈皮　砂仁　厚朴（姜汁炒）　吴茱萸（炒）各一钱　香附一钱半　木香（另研）五分　甘草二分

【煎服法】上剉一剂，姜一片，水煎服。

【主治】寒腹痛。绵绵痛无增减，脉沉迟者，寒痛也。

【加减】痛不止加玄胡索、茴香、乳香；寒极手足冷加附子，去茱萸、良姜；泄泻去枳壳。（《万病回春·卷之五·腹痛》）

（二）温中汤

【组成】良姜五分　官桂五分　益智仁一钱　砂仁四分　木香（另研）　香附米　厚朴（姜炒）　陈皮　小茴香（酒炒）　当归　甘草各八分　玄胡索六分

【煎服法】上剉一剂，生姜煎服。

【主治】虚痛。以手按之，腹软痛止者，是虚痛也。（《寿世保元·卷五·腹痛》）

（三）椒矾散

【组成】胡椒　白矾各一钱

【煎服法】上为末，每服五分，黄酒调服。

【主治】心腹刺痛。（《鲁府禁方·卷二·腹痛》）

三、 散寒解表

（一）行气香苏散

【组成】紫苏一钱　陈皮二钱　香附二钱　乌药二钱　川芎一钱五分　枳壳一钱　羌活二钱　麻黄五分　甘草一钱

【煎服法】上剉，生姜煎服。

【主治】外感风寒湿气，饮食内伤，七情恼怒过度，肚腹疼痛

初起者。(《寿世保元·卷五·饮食》)

（二）五积散

【组成】白芷　陈皮　厚朴（姜炒）　桔梗　枳壳（去瓤，麸炒）川芎　白芍（酒炒）　白茯苓（去皮）　苍术（米泔浸）　当归（酒洗）半夏（汤泡）各一钱　干姜　官桂各五分　麻黄八分　甘草三分

【煎服法】上剉，姜、枣煎，热服。

【主治】外感寒邪，内伤冷物，肚腹绵绵胀痛不已，而手足厥冷者。(《寿世保元·卷五·中寒》)

四、 清热泻火

散火汤

【组成】黄连（炒）　芍药（炒）　栀子（炒）　枳壳（去瓤）　陈皮厚朴（去皮）　香附　抚芎各一钱　木香（另研）　砂仁　茴香各五分甘草三分

【煎服法】上剉一剂，生姜一片，水煎服。

【主治】热痛。乍痛乍止、脉数者，火痛也（即热痛）。

【加减】痛甚不止加玄胡索、乳香。(《万病回春·卷之五·腹痛》)

五、 消食导滞

（一）香砂平胃散

【组成】香附（炒）　砂仁　厚朴（姜汁炒）　苍术（米泔浸）　陈皮枳壳（去瓤，面炒）　山楂（去籽）　神曲（炒）各三钱　木香（另研，调入）　干姜　甘草各三分

【煎服法】上剉一剂，生姜三片，水煎服。

【主治】食积痛。腹痛而泻，泻后痛减者，食积也。(《万病回春·卷之五·腹痛》)

（二）枳实大黄汤

【组成】枳实　大黄　槟榔　厚朴各二钱　木香（另研）五分甘草三分

【煎服法】上剉一剂，水煎服。

【主治】食积痛，并积热痛，大便不通者。腹满硬，手不敢按者，是实痛也。腹中积热，病久不止，大便实，脉数、烦渴者，枳实大黄汤下之，痛随利减之法。(《万病回春·卷之五·腹痛》)

（三）加味平胃散

【组成】苍术（米泔浸，炒）一钱　陈皮一钱　厚朴（姜炒）八分　半夏（姜炒）八分　川芎五分　香附一钱　炒枳实一钱　木香八分　神曲（炒）一钱　山楂一钱　干姜七分　甘草三分

【煎服法】上剉一剂，生姜三片，水煎服。

【主治】食积腹痛，其脉弦，其痛在上，以手重按愈痛，甚欲大便，利后其痛减是也。(《寿世保元·卷五·腹痛》)

六、活血化瘀

（一）活血汤

【组成】归尾　赤芍　桃仁（去皮）　官桂各五分　玄胡索　乌药　香附　枳壳（去瓤）各一钱　红花五分　牡丹皮　川芎各七分　木香（另磨）五分　甘草二分

【煎服法】上剉一剂，姜一片，水煎服。

【主治】死血痛，并治血结痛。痛不移处者，是死血也。(《万病回春·卷之五·腹痛》)

（二）加味承气汤

【组成】大黄　朴硝各二钱　枳实　厚朴　当归　红花各一钱　甘草五分

【煎服法】上剉一剂，酒、水各二盅，煎至一盅温服。仍量虚实加减。

【主治】瘀血内停，胸腹胀痛，或大便不通等症。一肚腹作痛，或大便不通，按之痛甚，瘀血在内也。

【加减】病急者不用甘草。既下而痛不止，按之仍痛，瘀血未尽也，加味四物汤补而行之。当归（酒浸）、熟地黄各三钱，白芍二钱，川芎一钱五分，加山栀、柴胡、牡丹皮。上剉一剂，水煎温

服。(《万病回春·卷之五·腹痛》)

七、 驱虫止痛

（一）椒梅汤

【组成】乌梅　花椒　槟榔　枳实　木香（另研）　香附　砂仁　川楝子（去核）　肉桂　厚朴　干姜　甘草各等份

【煎服法】上剉一剂，生姜一片，水煎服。

【主治】虫痛。时痛时止，面白唇红者，是虫痛也。（《万病回春·卷之五·腹痛》)

（二）三仙丸

【组成】雄黄　白矾　槟榔各等份

【制法】上为末，饭丸如黍米大。

【服法】每服五分，食远白水下。

【主治】虫痛。

【方论】干痛者，不吐不泄而但痛也，有时者，淡食而饥则痛，厚味而饱则否也。经曰：腹疾干痛有虫，此之谓也。（《寿世保元·卷五·腹痛》)

八、 验方

治一切腹痛，不论虚实寒热皆效。用小麦秆烧灰，地上去火毒，将麻布包了，滚水淋汁，一服立止。（《万病回春·卷之五·腹痛》)

治一切心腹疼痛不可忍者，用葱头七寸，艾叶一撮，黑砂糖二匙，入大碗内，用小碗盖住，将极滚水四围溜下，须臾取出，去渣温服。（《种杏仙方·卷二·腹痛》)

一方，治心腹作痛，用白矾末一钱，好醋一盏，温服。（《种杏仙方·卷二·腹痛》)

一方，治心腹冷痛，用白矾、胡椒各一钱。每服五分，黄酒调服。（《种杏仙方·卷二·腹痛》)

一方，治心腹刺痛及小肠气痛，服诸药不效者。用蒲黄（微炒）、五灵脂各等份，醋熬成膏。每一二匙，食前，滚汤调服。

（《种杏仙方·卷二·腹痛》）

一方，治肚腹胀痛。用枳实，炒黄为末。每二钱，米饮调下。（《种杏仙方·卷二·腹痛》）

一方，治四时腹痛。用白芍药、甘草（炙）各等份，生姜五片，煎服。寒痛加干姜，热痛加黄连，因气加香附。（《种杏仙方·卷二·腹痛》）

一方，治一切心腹胸胁腰背疼痛。用花椒为细末，醋和为饼，贴痛处。上用艾叶捣烂铺上。发火烧艾，痛即止。（《种杏仙方·卷二·腹痛》）

一方，治痰火凝滞作痛。用芥菜子为末，水搅匀，澄去清水。用膏贴患处立止。（《种杏仙方·卷二·腹痛》）

一方，治腹痛成阵者。饮凉水一碗即止。若绵绵痛不止者，用滚烧酒加盐一捻服之。（《种杏仙方·卷二·腹痛》）

治肚疼用明矾，不拘多少，为细末。以葱白捣烂和丸如弹子大。每用一丸，研烂，滚白水调下。（《鲁府禁方·卷二·腹痛》）

第三节　医案例举

一、疏肝理气案

一朱太守，因怒腹痛作泻，或两胁作胀，或胸乳作痛，或寒热往来，或小便不利，饮食不入，呕吐痰沫，神志不清。此肝木乘脾土，用小柴胡加山栀、炮姜、茯苓、陈皮、制黄连，一剂即愈。（制黄连即黄连、吴茱萸等份，用盐水拌湿，越二三日，同炒焦，取连用）（《寿世保元·卷五·腹痛》）

二、散寒止痛案

一人，内停饮食，外感风寒，头痛发热，恶心腹痛，予以藿香正气散加香附、川芎，一服而止。次日，前病悉除，惟腹痛不止，以手重按，其痛稍止，此客寒乘虚而作也，以香砂六君加木香、炮姜服之，睡觉，痛减六七，去二香，再服，即愈。（《寿世保元·卷

五·腹痛》)

一妇人脐腹疼痛,不省人事,只此一服,立止。人不知者,云是心气痛,误矣。予用白芷、五灵脂、木通(去皮)三味等份,每服五钱,醋、水各半盏,煎至七分服。(《寿世保元·卷五·腹痛》)

三、 驱虫止痛案

一孩子,腹中作痛,看看至死,腹中揣摸,似有大小块,诸医不效。余只令人慢慢以手搓揉痛处,半日,其虫自大便出而愈。(《寿世保元·卷五·腹痛》)

四、 清热解毒案

一妇人,腹痛如锥刺,每痛欲死,不敢着手,六脉洪数。此肠痈毒也,用穿山甲(炒)、白芷、贝母、僵蚕、大黄,合一大剂,水煎服,打脓血自小便中出,即愈。(《寿世保元·卷五·腹痛》)

五、 健脾益气案

一李仪部,常患腹痛,治以补中益气加炒山栀,即愈。(《寿世保元·卷五·腹痛》)

一小儿伤食腹胀,胸满有痰。余用异功散而痊。后复伤食,腹胀作痛,或用药下之,痛虽止而胀益甚,更加喘粗,此脾气伤而及于肺也。用六君加桔梗调补而痊。(《万病回春·卷之七·腹胀》)

一小儿停食,服通利之剂,作呕腹胀,此脾胃复伤也。用补中益气汤而愈。(《万病回春·卷之七·腹胀》)

第十五章

反胃噎膈

第一节　概　述

[症状表现]

五噎者，气、忧、劳、食、思也。气噎者，心悸，上下不通，噫哕不彻，胸胁苦痛。忧噎者，天际苦厥逆，心下悸动，手足厥冷。劳噎者，苦气膈，胁下支满，胸中填塞，令手足厥冷，不能自温。食噎者，食无多少，胸中填塞，常痛，不能喘息。思噎者，心悸动，善忘，目视眈眈。皆忧恚嗔怒，寒气上攻胸泄。（《寿世保元·卷三·反胃》）

脉：反胃噎膈，寸紧尺涩，紧芤或弦虚寒之厄，关沉有痰，浮涩脾积，浮弱虚气，涩小血弱，若涩而沉，七情所搏。（《万病回春·卷之三·翻胃》）

脉浮缓者生，沉涩者死。脉涩而小，血不足，脉大而弱，气不足。（《寿世保元·卷三·反胃》）

[病因病机]

夫膈噎翻胃之症，皆由七情太过而动五脏之火，熏蒸津液而痰益盛，脾胃渐衰，饮食不得流行，为膈、为噎、为翻胃也。丹溪云：年高者不治。盖年少之人，气血未虚，用药劫去痰，虽得暂

愈，其病立复。所以然者，气虚则不能运化而生痰，血虚则不能滋润而生火也。(《万病回春·卷之三·翻胃》)

夫反胃之证，其来也，未有不由膈噎而始者。膈噎者，喜怒不常，忧思劳役，惊恐无时，七情伤于脾胃，郁而生痰，痰与气抟，升而不降，饮食不下，血气留于咽嗌，五噎结于胸膈者，为五膈。法当顺气化痰，温脾养胃。如阳脉紧而涩者，为难治之症。夫反胃即膈噎，膈噎即反胃之渐。大法有四，血虚、气虚、有痰、有热。血虚者，脉必数而无力，气虚者，脉必缓而无力，气血俱虚者，则口中多出沫，但见沫大出者必死。有热者，脉必数而有力，有痰者，脉必滑数。(《寿世保元·卷三·反胃》)

五噎名虽有五，原其要在于气弱血枯之人，思虑劳欲而成者也。气弱则运化不开，血枯则道路闭塞，盖心生血，肾生气，任脉乃阴之母，枯则精涸，任脉不润矣。任脉循咽嗌、胸中、胃之三脘，一直而下，肾虚则丹田清气不升，故中焦失顺下之化，脾虽思味而爱食，因升降不利，而成噎矣。(《寿世保元·卷三·反胃》)

膈有十般之病，其实同出一源，皆因动性，不能发泄，则郁于肝。人之膈膜属肝木，否则木乘土位，木曰曲直，作酸，然酸则能收塞，胃脘因之而收小窒碍，乃作膈证。(《寿世保元·卷三·反胃》)

[治则治法]

血虚者，则以四物汤为主，左手脉无力。气虚者，则以四君子为主，右手脉无力。粪如羊屎者，断不可治，大肠无血故也。痰以二陈汤为主。寸关脉沉，或伏或大，有气结滞，通气之药皆可用。寸关脉沉而涩大，不可用香燥热剂，宜薄滋味。又曰：膈噎反胃之疾，得之六淫七情，遂有火热炎上之作，多升少降。又有外为阴火上炎反胃者。作阴火治之，大便必结。用童便、竹沥、韭汁、姜汁、牛羊乳。分别而用。(《寿世保元·卷三·反胃》)

此症切不可用香燥之药而厚滋味。盖症属热燥，故不可用香燥之药。香能散气，燥能耗血，厚滋味能助火而生痰也。粗工不识病源，但见斯疾，便以峻剂拔之而取刻效，以图厚贿。不思病危，复

而不救，可不叹哉！(《万病回春·卷之三·翻胃》)

大凡噎膈翻胃，不可服辛热香燥，最能耗血。粪如羊屎者不治，大肠无血故也。口吐白沫者不治，气血俱惫故也。(《万病回春·卷之三·翻胃》)

翻胃噎膈一般病，三阳热结吐无定。莫将燥剂反助邪，养血生津调胃应。(《种杏仙方·卷一·翻胃》)

补气生血养胃脾，清火化痰把郁破，戒气断味慢调和，勿行香燥生灾祸。(《云林神彀·卷二·翻胃》)

第二节　治疗处方

一、养血润燥

(一) 当归养血汤

【组成】当归　白芍 (炒)　熟地黄　茯苓 (去皮) 各一钱　贝母 (去心)　瓜蒌 (去壳)　枳实 (麸炒)　陈皮　厚朴 (姜汁炒)　香附　抚芎　苏子 (炒) 各七分　沉香五分　黄连 (用吴茱萸同炒，去茱萸) 八分

【煎服法】上剉一剂，生姜一片、枣一枚，水煎，竹沥磨沉香调服。

【主治】年老之人，阴血枯槁，痰火气结，升而不降，饮食不下者，乃成膈噎之病也。(《万病回春·卷之三·翻胃》)

(二) 生津补血汤

【组成】当归　白芍 (炒)　熟地黄　生地黄　茯苓 (去皮) 各一钱　枳实 (麸炒)　陈皮　黄连 (炒)　苏子　贝母 (去心) 各七分　砂仁　沉香各五分

【煎服法】上剉一剂，姜一片、枣一枚，水煎，竹沥、沉香同服。

【主治】年少胃脘血燥，便闭塞而食不下也。(《万病回春·卷之三·翻胃》)

（三）王道无忧散

【组成】当归　白芍（炒）　川芎　生地黄各八分　赤芍五分　白术（土炒）　白茯苓（去皮）各一钱二分　赤茯苓　砂仁　枳实（麸炒）　香附　乌药　陈皮　半夏（姜汁炒）　藿香　槟榔　猪苓　木通　天门冬（去心）　麦门冬（去心）　黄柏（人乳炒）　知母（人乳炒）　黄芩（炒）各八分　粉甘草三分

【煎服法】上剉一剂，水煎温服。

【主治】翻胃膈噎。气血虚而翻胃者，宜攻补兼济也。（《万病回春·卷之三·翻胃》）

（四）养血助胃丸

【组成】当归（酒洗）一两　川芎一两　白芍（盐酒炒）一两　人参（去芦）五钱　扁豆（姜汁炒）六钱　白术　山药（炒）一两　莲肉（去心皮）一两　甘草（炙）三钱

【制法】上为细末，姜汁打神曲糊为丸，如梧桐子大。

【服法】每服六七十丸，空心，白滚水送下。

【功效】养元气、健脾胃、生血脉、调荣卫、清郁气，收功保后。

【主治】呕吐翻胃愈后。（《万病回春·卷之三·翻胃》）

二、 养阴润燥

八仙膏

【组成】生藕汁　生姜汁　梨汁　萝卜汁　甘蔗汁　白果汁　竹沥　蜂蜜

【煎服法】上各汁一盏加一处，盛饭甑蒸熟，任意食之。

【主治】噎食。（《万病回春·卷之三·翻胃》）

三、 活血化瘀

当归活血润膈汤

【组成】当归（酒洗）一钱半　桃仁（去皮尖）一钱　广陈皮（青色者）八分　川厚朴（姜炒）一钱　黄连（吴茱萸煎汤炒）一钱　大腹皮

（甘草汤洗）一钱　　片白术（盐水炒）一钱　　红花七分　　炙甘草二分

【煎服法】上剉一剂，水煎温服。

【主治】膈证。

【加减】善饮酒者，加葛根七分。气弱血枯者去白术，加人参一钱、白豆蔻七个、黄柏（酒炒）七分、知母七分、栀子（炒）一钱、瓜蒌仁（炒）一钱、远志（甘草汤泡，去心）八分、红枣三个，水煎服。（《寿世保元·卷三·反胃》）

四、消导积滞

（一）保和丸

【组成】陈皮　　半夏（姜汁炒）　　白茯苓（去皮）　　连翘　　神曲　　山楂肉　　萝卜子（炒）各三钱　　黄连（姜炒）二钱

【煎服法】上为末，稀米糊为丸，胭脂为衣，粟米大，每服六七十丸，人参煎汤，入竹沥，同下。

【主治】治实热反胃。（《寿世保元·卷三·反胃》）

（二）橘杏麻仁丸

【组成】陈皮（为末）　　杏仁（去皮尖）　　火麻仁（去壳）各三两　　郁李仁（去壳）五钱

【煎服法】上三仁，俱捣为膏，用枣肉和入石臼内，杵为丸，每服五十丸，枳实煎汤送下。

【主治】噎膈大便燥结。（《寿世保元·卷三·反胃》）

（三）人参利膈丸

【组成】人参三钱　　当归二钱　　藿香一钱五分　　厚朴（姜汁炒）二两　　枳实（麸炒）一两　　大黄（酒蒸）一两　　木香一钱五分　　槟榔一钱五分　　甘草（炙）三钱

【煎服法】上为末，滴水为丸，如梧子大，每服五十丸，温水送下。

【主治】膈噎，胸中不利，大便结燥，痰嗽喘满，脾胃壅滞。此能推陈致新，治膈气之圣药也。（《寿世保元·卷三·反胃》）

（四）七伤通气散

【组成】牙皂（火煅）二两 大黄（面包烧熟）二两 硇砂二钱 巴豆（六钱去油）二钱 当归二钱半

【煎服法】上为末，每服一分或二分，量人大小虚实加减用之。引用好酒一口调服；不饮酒者，滚白水亦可。引不许多，引多动一二行。此药服之，不吐则泻，不泻则吐。兼治小儿惊风痰响、上窜天吊，吐痰即愈。

【主治】十膈五噎、腹内久积、气块伤力、呕吐膨胀，此散诸病皆治。（《万病回春·卷之三·翻胃》）

五、 理气化痰

（一）加减不换金正气散

【组成】苍术（米泔浸）一钱半 陈皮（去白）二钱 厚朴（姜汁炒）八分 藿香三钱 半夏（姜汁炒）二钱 枳实（麸炒）二钱 白术（去芦）一钱五分 白茯苓（去皮）三钱 白豆蔻（去壳）八分 甘草八分 黄连（土炒）六分

【煎服法】上到，生姜三片，煎服。

【主治】噎食转食。（《寿世保元·卷三·反胃》）

（二）顺气和中汤

【组成】陈皮（盐水浸炒）一钱 半夏（姜汁炒）七分 白茯苓（去皮）七分 白术（去芦，土炒）八分 枳实（麸炒）五分 香附（醋浸炒）一钱 砂仁（炒）三分 黄连（姜汁和猪胆汁拌炒）六分 山栀（姜汁炒黑）一钱 神曲（炒）六分 甘草（炙）三分

【煎服法】上到一剂，生姜三片，长流水入胶泥搅，澄清水一盅，煎至七分，入竹沥、童便、姜汁，不拘时，细细温服。

【主治】呕吐翻胃、嘈杂吞酸、痞闷噫气、噎膈、心腹刺痛、恶心吐痰水。

【加减】如气虚加黄芪、人参各八分；如血虚加当归七分、川芎五分；如气恼或气不舒畅加乌药五分、木香三分；如胸膈饱闷加萝卜子炒六分；如心下嘈杂醋心加吴茱萸四分，倍黄连、白术；如

呕吐不吐加藿香梗七分。(《万病回春·卷之三·翻胃》)

（三）四子调中汤

【组成】青皮（去瓤，麸炒）五分 陈皮五分 枳实（麸炒）一钱 香附（炒）一钱 黄连（姜汁炒）七分 半夏（姜汁炒）二钱 瓜蒌仁（炒） 苏子（炒） 白芥子（炒） 桃仁（去皮尖）各一钱五分 茯苓（去皮） 木通各一钱 沉香 芒硝各五分

【煎服法】上剉一剂，生姜五片，水煎，稍热服。

【功效】顺气化痰清火。

【主治】治翻胃，或小便赤、大便闭及痰气壅盛者。(《万病回春·卷之三·翻胃》)

（四）五子散

【组成】白萝卜子 紫苏子 白芥子各五钱 山楂子（去核） 香附子（去毛）各一钱

【煎服法】上各为末，合一处，作芥末用。

【主治】气膈鼓胀噎食。(《万病回春·卷之三·翻胃》)

六、益气健脾

（一）安胃汤

【组成】人参五分 白术三分 茯苓（去皮） 山药（炒） 当归 陈皮 半夏（姜汁炒） 藿香各一钱 砂仁五分 黄连（姜汁炒） 莲肉各八分 甘草三分

【煎服法】上剉一剂，生姜三片、枣一枚、乌梅一个，水煎温服。

【主治】翻胃者，胃虚吐食而不纳也。(《万病回春·卷之三·翻胃》)

（二）太仓丸一

【组成】白豆蔻二两 砂仁二两 陈仓米（黄土炒熟）一升

【煎服法】上为细末，姜汁为丸，如梧桐子大。每服百丸，淡姜汤送下。

【主治】噎膈翻胃，脾胃虚弱，不思饮食。(《万病回春·卷之

三·翻胃》）

（三）太仓丸二

【组成】丁香一两　砂仁一两　白豆蔻（去壳）一两　陈仓米（黄土炒米熟，去土不用）六两

【煎服法】上为细末，生姜自然汁为丸，如梧桐子大，每服百丸，食后用淡姜汤送下。

【主治】反胃不食，脾胃虚弱，不进饮食。

【加减】有怒气，加香附子（姜汁炒）一两。（《寿世保元·卷三·反胃》）

（四）补中益气汤

【组成】黄芪（蜜炒）一钱五分　人参一钱　白术（去芦，炒）一钱五分　当归（酒洗）一钱五分　陈皮七分　甘草（炙）五分　半夏二钱　白茯苓三钱　白芍（酒炒）三钱　枳实（麸炒）一钱　神曲（炒）二钱　黄连（姜炒）六分

【煎服法】上剉一剂，姜枣煎服。（《寿世保元·卷二·内伤》）

【主治】噎膈反胃之证，皆由七情之气太过，郁则生火生痰而致病，病则耗气耗血以致虚，气虚不能运化而生痰，血虚不能滋润而生火。或朝食而暮吐，或暮食而朝吐，或食已即吐者，日久不愈，误投香燥攻克之药过多，以致危殆。（《寿世保元·卷三·反胃》）

（五）五噎丸

【组成】人参五分　白术（去芦）四分　白茯苓四分　陈皮四分　细辛四分　川椒五分　吴茱萸五分　大附子（煨，去皮脐）四分　桂心五分　干姜（炒）五分

【煎服法】上为末，炼蜜为丸，如梧子大，每服三丸，酒送下，日服三次。

【主治】胸中虚寒，日久呕逆上气，饮食不下，结气不消。（《寿世保元·卷三·反胃》）

七、　验方

一治反胃，用六君子汤，加炮姜、白豆蔻、黄连。（用吴茱萸，

酒拌，过宿炒，去茱萸）（《寿世保元·卷三·反胃》）

一论，胃反不受食，食已即呕吐出。人参二两，白术（去芦）一两，半夏（汤泡）三两，生姜三两，白蜜一两，上五味吹咀，以水五升，和蜜搅之二三百下，煮取一升半，分三次服之。（《寿世保元·卷三·反胃》）

一论，反胃，呕吐无常，粥饮入口即吐，困弱无力，垂死者，人参二两，咀片，水煎顿服，立效，再用人参汁、稀粥与服。（《寿世保元·卷三·反胃》）

一治，转食方，反翅鸡一只，煮熟，去骨，入人参、当归、盐各五钱为末，再煮取与食之。勿令人共食。（《寿世保元·卷三·反胃》）

刘海田治翻胃方：用马蛇儿（即野地蝎虎）。用公鸡一只，笼住饿一日，只与水吃，换净肚肠，把蛇儿切烂，与鸡食之，取粪焙干为末。每服一钱，烧酒送下。（《万病回春·卷之三·翻胃》）

治噎食效方：用醋蛾晒干为末，每服一钱，用酒空心下即愈，永不再发。（《万病回春·翻胃》）

治噎食秘方：用活蝎虎一个，入烧酒内，浸七日，将酒顿熟，去蝎虎，只饮酒即愈。治虫亦同。（《万病回春·卷之三·翻胃》）

治噎食病并回食病（回食者，食下即吐也），用初出窑石灰矿，投入锅中滚水内，化开去渣，止用清水煮干，炒黄色为度，黄色难得，牙色即可。用罐收贮，黄蜡封口，勿令泄气，过一二年的无用。凡人四十内外，身体壮健者用四分；如年老体弱者，止用二分或二分半、三分为止。以好烧酒一二盅，能饮者三四盅调服。此方专治回食病，哽咽年深，或吐出虫，或下虫，其疾即愈。如不吐不下，遇发再服一次，不发不必服，自然痊好。（《万病回春·卷之三·翻胃》）

治噎食方：皮硝（飞过）二钱，孩儿茶一钱，麝香半分，上为细末，作三服，黄酒送下，永除根不发。（《万病回春·卷之三·翻胃》）

治噎膈方：新石灰三钱，大黄一钱，上用黄酒一盅煎，去渣服

酒。(《万病回春·卷之三·翻胃》)

灸法：治翻胃神效。膏肓二穴 (令病患两手交在两膊上，则脾骨开，以手揣摩第四椎骨下，两旁各开二寸，四肋三间之中，按之酸痛是穴，灸时手搭两膊上不可放下，灸至百壮为佳)，膻中一穴 (在膺部中，行两乳中同陷中，仰卧取之，灸七壮，禁针)，三里二穴 (在膝下三寸，䯒外廉两筋间，灸七壮)。(《万病回春·卷之三·翻胃》)

神灸翻胃法：以男左女右手拿棍一条，伸手拄棍在地与肩一般高，肩上有窝名肩井穴，灸三炷即效。(《万病回春·卷之三·翻胃》)

治翻胃、噎膈，探病可否。用甜梨一个，去皮，用箸刺梨七孔，每一孔入巴豆 (去壳) 半边于梨内，纸包水湿，煨熟去豆，令吃梨，咽得下、吐痰可治，否则，不可治。(《种杏仙方·卷一·翻胃》)

一方，治翻胃，呕吐，困弱无力垂死者。用人参一两切片，水一盏半，煎至七分，热服，以人参煮粥啜之。(《种杏仙方·卷一·翻胃》)

一方，治翻胃、噎膈。用抱出鸡子壳烧灰。每服三钱，酒下。(《种杏仙方·卷一·翻胃》)

一方，用蜣螂五个烧干。每一钱，加木香五分，为末，炼蜜丸，每一丸重五分，烧酒送下。(《种杏仙方·卷一·翻胃》)

一方，用兰靛，新瓦渗干，可丸如梧桐子大。每五六十丸，早饭后温清靛水送下。忌诸腥物。(《种杏仙方·卷一·翻胃》)

一方，用真阿魏五钱，干人粪 (须路边行人抛下者)，烧存性，为末。每五钱，和匀，五更初以姜片蘸食。(《种杏仙方·卷一·翻胃》)

一方，用夏月取粪缸中蛆，长流水洗净，焙干，为末。每一两加肉豆蔻三钱，木香一钱，细茶五钱，为末。每三钱，烧酒调服。(《种杏仙方·卷一·翻胃》)

一方，治翻胃，吐白沫者可治；吐黄沫者不可治。用辰砂一两、大黄二两为末，用狗胆浸二日，干，再研末，面糊为丸，如梧桐子大。每服三十丸，空心盐汤送下。(《种杏仙方·卷一·翻胃》)

第三节　医案例举

一人，年过五十，得噎证，胃脘作痛，食不下，或食下良久复出，大便结燥，人黑瘦甚，诊其脉，右关弦滑而洪，关后略沉小，三部俱沉弦带芤。此中气不足，木来侮土，上焦湿热，郁结成痰，下焦血少，故大便结燥，阴火上冲吸门，故食不下。用四物汤以生血，四君子汤以补气，二陈汤以祛痰，三合成剂，加姜炒黄连、麸炒枳实、瓜蒌仁，少加砂仁，又间服润肠丸。百余剂全安。

润肠丸方：当归一钱五分，生地黄二钱，熟地黄二钱，桃仁一钱五分，红花五分，升麻一钱，大黄（煨）一钱，火麻仁一钱，甘草五分，上剉，水煎，去渣，调槟榔末二钱，稍温服。(《寿世保元·卷三·反胃》)

第十六章

脾虚水肿

第一节　概　述

[症状表现]

水肿者，通身浮肿，皮薄而光，手按成窟，举手即满者，是水肿也。初起眼胞上下微肿如裹水。上则喘咳气急，下则足膝浮肿，大小便短涩不利，或大便溏泄，皆因脾虚不能运化水谷，停于三焦，注于肌肉，渗于皮肤而发肿也。久则肌肉溃烂，阴囊足胫水出，唇黑，缺盆平，脐口肉硬，足背手掌俱平者，是脾气惫也。（《万病回春·卷之三·水肿》）

蛊证大要有二，曰单腹胀、曰双腹胀。喘急气满，肿而不安，四肢微肿，此单腹胀；因内伤七情所致，取效微迟，四肢浮肿，肚大身重，此双腹胀。因外感风湿所致，取效甚速。又有水肿、气肿之分。以指按肿处，有陷随起，随起者气肿，先须理气，陷指起迟者，水肿也，只须导水，立愈。凡人年四十以上，气血壮盛者，得效之后，善自调理，终身不发。五十以后，气血稍衰，调理不谨，时或再复，此药尚能治之，但屡复屡治，而元气耗，则难为矣。脉浮洪易治，沉细难治。浮洪者，只用金不换木香丸，沉细者，兼用沉香快脾丸，先服木香流气饮。（《寿世保元·卷三·水肿》）

[辨证]

脉：水肿之病，有阴有阳。阴脉沉迟，其色青白，不渴而泻，小便清涩；脉或沉数，色赤而黄，燥粪赤溺，兼渴为阳。沉细必死，浮大无妨。(《万病回春·卷之三·水肿》)

一凡看蛊识证：一、朝肿暮消，是阳蛊。二、朝消暮肿，是阴蛊。三、腹上青筋起，气喘潮热，是气蛊。四、四肢不收，无肉肚大，是食蛊。五、遍体肿，肚不胀，是黳油蛊。六、遍身潮热，是脾蛊。七、房室过多，是肾蛊。八、泄泻潮热，是肠蛊。九、衄望上下，大小便不通，是胃蛊。(《寿世保元·卷三·水肿》)

水肿之症，有阴有阳，察脉观色，问症须详。阴脉沉迟，其色青白，不渴而泻，小便清涩。脉或沉数，色赤而黄，燥粪赤溺，兼渴为阳。水肿气急，而小便涩，血肿气满，而四肢寒。(《寿世保元·卷三·水肿》)

水肿气急而小便涩，血肿气满而四肢寒。朝宽暮急是血虚，暮宽朝急是气虚，朝暮急气血俱虚。(《万病回春·卷之三·水肿》)

若小便不得通利而反泄者，此乃湿热痞闷深而攻之不开是反为注泄，乃正气已衰，多难救也。(《万病回春·卷之三·水肿》)

[治则治法]

治用健脾利水以为上策。大凡水肿者，宜健脾去湿利水也。(《万病回春·卷之三·水肿》)

水肿是湿本是脾，通身浮肿总为虚。利水和脾兼顺气，峻攻泻水病难医。(《种杏仙方·卷一·水肿》)

第二节　治疗处方

一、健脾利水

(一)实脾饮

【组成】苍术（米泔制）　白术（土炒）　厚朴（姜汁炒）　茯苓（连皮用）　猪苓　泽泻　香附　砂仁　枳壳（麸炒）　陈皮　大腹皮

木香各等份

【煎服法】上剉一剂，灯心一团，水煎，磨木香调服。

【主治】水肿。

【加减】气急加苏子、葶苈、桑白皮，去白术；发热加炒山栀、黄连，去香附；泻加炒芍药，去枳壳；小水不通加木通、滑石，去白术；饮食停滞加山楂、神曲，去白术；恶寒手足厥冷、脉沉细，加官桂少许；腰上肿加藿香，腰以下加牛膝、黄柏，去香附；胸腹肿胀饱闷加萝卜子，去白术。（《万病回春·卷之三·水肿》）

（二）行湿补中汤

【组成】人参八分　白术（麸炒）一钱　白茯苓一钱　苍术（米泔浸）一钱　陈皮一钱　厚朴（姜炒）一钱　黄芩八分　麦冬（去心）五分　泽泻五分

【主治】单腹蛊胀，只宜补中行湿利小便，切不可下。

【加减】气不运，加木香八分、木通二钱。气下陷，加柴胡八分、升麻四分。朝宽暮急，血虚，加当归三钱、川芎一钱五分、白芍（炒）二钱、香附二钱、黄连（姜炒）六分，去人参。朝急暮宽，气虚，倍参、术。朝暮急者，气血俱虚，宜双补之。（《寿世保元·卷三·水肿》）

（三）行湿补气养血汤

【组成】大拣参（去芦）二钱　陈皮二钱　当归三钱　川芎一钱五分　白芍（酒炒）二钱　白茯苓三钱　苏梗一钱　不油白术（去芦）一钱五分　川厚朴（姜炒）八分　大腹皮（洗）三钱　萝卜子（炒）三钱　海金沙三钱　木香八钱　木通二钱　甘草八分

【煎服法】上剉，姜、枣煎服。

【主治】水肿。四肢头面皆浮而肿，或单腹鼓胀，皆属脾虚不能制水，气虚不能运化。

【加减】气虚，倍参、苓、术。血虚，倍芎、归、芍。小便短少，加猪苓、泽泻、滑石，以消其肿也。服后肿胀俱退，惟面足不消，此阳明经气虚，倍用白术、茯苓。（《寿世保元·卷三·水肿》）

二、行气利水

（一）葶苈木香散

【组成】猪苓一钱半　泽泻五分　白术二钱半　茯苓二钱半　官桂二钱半　葶苈二钱半　木通五钱　木香五钱　滑石三两　甘草五钱

【煎服法】上为细末，每服三钱，白汤调下，食前服。

【主治】治湿热内外甚，水肿腹胀、小便赤涩、大便滑泄，此药下水湿、消肿胀、止泻、利小便之圣药也。湿热作肿胀滑泄者，宜清热除湿利水也。（《万病回春·卷之三·水肿》）

（二）加减胃苓汤

【组成】苍术（米泔制）一钱半　陈皮（去白）一钱　厚朴（姜制）八分　猪苓（去皮）　赤茯苓（去皮）　泽泻　白术（去芦）各一钱　大腹皮六分　神曲（炒）八分　甘草（炙）三分　山楂（去核）七分　香附（姜炒）六分　木瓜一钱　槟榔八分　砂仁七分

【煎服法】上剉一剂，水二钟、生姜三片、灯心一团，煎至一钟，食远温服，渣再煎服。

【主治】水肿。（《万病回春·卷之三·水肿》）

（三）木香流气饮一

【组成】陈皮一钱四分　青皮（去瓤）　香附　紫苏各一钱二分　赤茯苓　木瓜　白术（去芦）　麦门冬　大黄各二钱五分　白芷　枳壳（麸炒）各三分　草果　人参（去芦）各一钱半　官桂　蓬术　大腹皮　丁皮　槟榔　木香　沉香各四分半　木通六分　甘草　半夏（姜汁炒）　厚朴（姜汁炒）各一钱二分

【煎服法】上剉一剂，生姜三片、枣一枚，水煎，不拘时热服。

【功效】调顺荣卫、流通血脉、快利三焦、安和五脏。

【主治】诸气痞滞不通，胸膈膨闷、口苦咽干、呕吐食少、肩背腰胁走注则痛、喘急痰嗽、面目虚浮、四肢肿胀、大便闭结、小便赤涩；又治忧思太过，怔忡郁积、脚气风湿、结聚肿痛、胀满喘急、水肿等症，并皆治之。（《万病回春·卷之三·水肿》）

（四）市香流气饮二（金不换市香丸）

【组成】木香七钱五分　丁皮七钱五分　藿香七钱五分　半夏（汤泡）二钱五分　人参五钱　白术（去芦）五钱　赤茯苓五钱　厚朴（姜炒）二两　青皮（去瓤）二两　陈皮四两　草果七钱五分　槟榔七钱五分　香附二两　紫苏二两　大腹皮七钱五分　木瓜五钱　白芷五钱　麦冬（去心）五钱　莪术（煨）七钱五分　肉桂七钱半　木通一两　石菖蒲五钱　甘草二两

【煎服法】上剉八钱，生姜三片、枣二枚，水一碗半，煎至七分，去渣，热服。

【功效】调顺营卫，流通血脉，快利三焦，安和五脏。

【主治】诸气痞滞不通，胸膈膨胀，口苦咽干，呕吐不食，或肩背腹胁走注刺痛，及喘急痰嗽，面目虚浮，四肢肿满，大小便闭涩，又治忧思太过，怔忡郁积，脚气风湿，聚结肿痛，喘满胀急。（《寿世保元·卷三·水肿》）

【方论】治蛊肿之神药也。先服木香流气饮三五剂，通加白豆蔻，次用金不换木香丸收功，后用沉香化气丸调理。或心头烦热者，竹叶石膏汤，热甚加黄芩。前贤论蛊肿之证，有五不治者，面黑如炭，肚大青筋，掌中无纹，脚肿无坑，脐中凸起。此五症，亦能治之，间有得生者。如败下黑水者不治，阳事不举者不治，其余青黄红紫，皆能治之。又一证，或肿或消，或作泄泻，知脾弱即泻，名曰洪水横流，服此宜之，其肿自消，其泻自止。忌一切生冷毒物、油盐酱醋、鱼鲜鹅鸭、房事等件百日，无有不效者。

（五）消肿调脾顺气汤

【组成】苍术（米泔浸）　陈皮　厚朴（去皮，姜炒）　草果　砂仁　猪苓　泽泻　木香　槟榔（男雌女雄）　香附　枳壳（麸炒）　桔梗　三棱　莪术　官桂　大茴香　木通　人参　木瓜　桑白皮　牵牛（男用白，女用黑）　大腹皮　大黄　甘草

【煎服法】上剉剂，生姜煎服。

【功效】消胀满，顺气和脾，除湿利水。

【主治】水肿。(《万病回春·卷之三·水肿》)

（六）分心气饮

【组成】青皮（去瓤）二钱　陈皮二钱　半夏（姜炒）二钱　白茯苓（去皮）二钱　木通二钱　官桂五分　赤芍二钱　桑白皮三钱　大腹皮三钱　紫苏一钱　羌活二钱　甘草八分（《寿世保元·卷三·诸气》）

【煎服法】上剉一剂，生姜三片、枣一枚、灯心十茎，水煎温服。

【主治】水肿。

【加减】因气恼者，宜顺气也。依本方加猪苓、泽泻、车前、葶苈、木瓜、麦门冬。(《万病回春·卷之三·水肿》)

三、峻下逐水

三消丸

【组成】甘遂　木香　巴豆（去壳）各一钱

【煎服法】上共研为末，寒粟米饭为丸，如梧桐子大，量人虚实用之。实者每服二分，虚者每服分半。先服五苓散加瞿麦、车前、木通、滑石煎服，后服此三消丸。消上用陈皮汤下，消下用葱白汤下。隔一日进一服，三服止。若动三五次，以冷粥补之。消完后用白术三两、陈皮三两、甘草（炙）三两，厚朴（姜炒）二两，皂矾三两，用面炒尽烟，或用醋炒皂矾三五次，同前药研为末，醋糊丸，梧桐子大。每服五十丸，米汤送下。每日进三服。忌恼怒、戒煎炒及无鳞鱼诸般发物，连服四十九日而安。

【主治】肿胀。水肿元气壮盛者，宜消导也。(《万病回春·卷之三·水肿》)

四、温补脾肾

（一）加味补中益气汤

【组成】黄芪（炒）二钱　人参一钱　白术（去芦，炒）二钱　白茯苓二钱　陈皮八分　柴胡四分　升麻三分　白芍（酒炒）一钱五分　当归（酒炒）三钱　萝卜子（炒）一钱　厚朴（姜炒）一钱　甘草（炙）

二分　枳实（麸炒）五分

【煎服法】上剉一剂，生姜煎服。

【主治】肿胀之证，因内伤而得者，或误服攻击克伐之过，以致元气脾胃虚损之极，肿胀尤甚于前，此气血两虚，肾水干涸，用此方，以金匮肾气丸兼进。（《寿世保元·卷三·水肿》）

（二）调中健脾丸

【组成】黄芪（蜜炙）二两　人参（去芦）二两　白术（黄土拌炒）六两　白茯苓二两　陈皮（盐水炒）二两　半夏（泡七次）三两　苍术（米泔浸，炒）二两　黄连（吴茱萸煎水炒，去茱萸）二两半　香附（童便浸，炒）二两　白芍（炒）三两半　苏子（炒）一两五钱　萝卜子（炒）一两半　山楂肉（炒）三两　薏苡仁（炒）三两　沉香（另研）六钱　泽泻（炒）一两半　五加皮（炒）二两　草豆蔻（酒炒）一两半　法制瓜蒌（用大栝楼二个，镂一孔，每个入川椒三钱，多年粪碱二钱，敲米粒大，外用棉纸糊完，再加纸筋盐泥封固，晒干，炭火煨通红，取出，去泥，要黑色，一并入药）一两

【制法】上为细末，煎荷叶、大腹皮汤，打黄米糊丸，如梧桐子大。

【服法】每服百丸，日进三服，白滚汤送下。上方法制瓜蒌。多不便制，予每不用此味，亦护奇功，如有更妙。

【主治】单腹胀，及脾虚肿满，膈间闭塞，或胃口作痛，此补中有消之意也。

【按】上诸方，治肿胀属虚，皆宜用此王道之剂。病者苦其肿胀难堪，予令朝服丸药，夕服汤药，或三朝五日间服蟠桃或石干散一服，谓之下棋打劫而治，病者暂疏一时之宽，医者一补一攻，亦善治之良法也。（《寿世保元·卷三·水肿》）

（三）金匮肾气丸

【组成】怀熟地黄四两　白茯苓三两　牛膝（去芦，酒炒）一两　泽泻一两　车前子一两　山萸肉（酒蒸，去核）一两　山药一两　牡丹皮一两　大附子（炮，去皮脐）五钱　肉桂一两

【制法】上为细末，炼蜜为丸，如梧桐子大。

【服法】每服百丸，空心米饮送下。临卧，服补中益气汤。

【主治】肿胀之证，因内伤而得者，或误服攻击克伐之剂，以致元气脾胃虚损之极，肿胀尤甚于前，此气血两虚，肾水干涸，用此方。一论脾肾虚，腰痛脚肿，小便不利，或肚腹胀痛，四肢浮肿，或喘急痰盛，已成蛊证，其效如神。此证多因脾肾虚弱，治失其宜，元气复伤而变证者，非此药不能救。必以补中益气汤早晚兼济，可收全功矣。（《寿世保元·卷三·水肿》）

五、 验方

治水肿、蛊胀用猪肚一个，蛤蟆四五个，胡椒一岁一粒，同入肚内，水煮烂，去椒、蟆，食肚，饮汁。忌盐百日。（《种杏仙方·卷一·水肿》）

一方，用粟米、绿豆各一抄，猪肚一叶，切碎。三味煮作粥食之。至重者，不过五次，其肿自消。切忌气恼、生冷之物。（《种杏仙方·卷一·水肿》）

一方，治气胀、臌胀、水胀。用羯鸡屎一升，瓦上炒焦，地上出火毒，研细，以百沸汤三升淋汁滤过。每服一大盏，用木香、槟榔末各一钱，日三服，以平为期。（《种杏仙方·卷一·水肿》）

一方，治肿胀。用红芽大戟一升，红枣三升，水煮一日夜，去大戟用枣，晒干食之。（《种杏仙方·卷一·水肿》）

一方，用白商陆根，捣汁一合，生姜汁一点，黄酒一盏，空心和服。二日服一次。元气厚服五次，薄者三次止。忌盐、酱。凡人五十以内者可服，五十以外者不必服。（《种杏仙方·卷一·水肿》）

一方，治因气吃水，浑身肿胀。用蛾壳七个，桑柴火烧灰，加枯矾一钱，核桃仁二个（烧存性），共为末，滚绿豆汤送下，被盖出汗。忌腥冷，吃白饭。（《种杏仙方·卷一·水肿》）

一方，治水病肚胀，四肢肿。用王瓜一个，破二片，不去子，醋煮一半，水煮一半，俱烂，空心顿服。须臾水下。（《种杏仙方·卷一·水肿》）

第三节 医案例举

一人，脾胃虚弱，肚腹膨胀，遍身肿，按之成窠，其脉沉细，右寸为甚。此脾胃虚寒之证，治以八味丸或金匮肾气丸，以补肾阳，行生化之源。至暮服之，小便通，又数剂，肿消，即止前药，复与六君子汤，加木香、官桂、炮姜，以燥脾导气而瘥。后因不戒慎，病复作，但有气恼，或饮食稍多，即泄泻，仍用八味丸，倍附子。(《寿世保元·卷三·水肿》)

一儒者，失于调养，饮食难化，胸膈不利，或用行气消导药，咳嗽喘促，服行气消食化痰，肚腹渐胀，服行气分利药，睡卧不能，两足浮肿，小便不利，大便不实，脉浮大，按之微细，两寸皆短。此脾胃亏损，朝用补中益气加姜、附，夕用金匮肾气加骨脂、肉果，各数剂，诸症渐愈，再佐以八味丸，两月乃能步履，却服补中益气，半载而康。(《寿世保元·卷三·水肿》)

第一节　概　述

[症状表现]

郁证者，郁结而不散也。人之气血冲和，百病不生；一有郁结，诸病生焉。五郁者，金水木火土，泄折达发夺之义是也。六郁者，气血痰湿热食结聚而不得发越也。气郁者，腹胁胀满、刺痛不舒、脉沉也。(《万病回春·卷二·郁证》)

[病因病机]

一论丹溪曰：血气冲和，百病不生，一有怫郁，诸病生焉。其症有六，气、血、痰、湿、热、食是也。夫郁者，结聚而不得发越也，当升者不得升，当降者不得降，当变化者不得变化也，此为传化失常，六郁之病见矣。(《寿世保元·卷二·郁证》)

[辨证分型]

脉多沉伏，或促或细或代，气郁则必沉而涩，湿郁则必沉而缓，热郁则必沉而数，痰郁则脉弦滑，血郁则脉芤而急促，食郁则脉必滑而紧盛，郁在上见于寸，郁在中见于关，郁在下见于尺，左右皆然。气郁者胸膈痛，脉沉涩；湿郁者周身走痛，或关节痛，遇阴寒则发脉沉细；痰郁者动则喘，寸口脉沉滑；热郁者瞀闷，小便赤，脉沉数；血郁者四肢无力，能食便红，脉沉；食郁者，嗳酸腹饱，不能食，人迎脉平和，气口脉紧盛者是也。（《寿世保元·卷二·郁证》）

第二节　治疗处方

一、通治六郁

（一）六郁汤一

【组成】香附（童便炒）　苍术（米泔浸）　神曲（炒）　栀子（炒）连翘　陈皮　川芎　贝母　枳壳（麸炒）　白茯苓　苏梗各一钱　甘草五分

【煎服法】上剉一剂，水煎服。

【主治】开诸郁之总司也。

【加减】痰郁，加南星二钱、半夏二钱；热郁，加柴胡八分、黄芩二钱；血郁，加桃仁八分、红花八分；湿郁，加白术一钱五分、羌活一钱；气郁，加木香一钱、槟榔一钱；食郁，加山楂二钱、砂仁八分。（《寿世保元·卷二·郁证》）

（二）六郁汤二

【组成】香附（童便制）　苍术（米泔制）　神曲　山栀　连翘陈皮　川芎　贝母（去心）　枳壳（炒）　苏梗　甘草各一钱

【煎服法】上剉一剂，水煎服。

【功效】清火化痰，顺气开胸膈。

【主治】诸郁。六郁越鞠者，解诸郁之总司也。

【加减】有痰加南星、半夏；有热加柴胡、黄芩；血郁加桃仁、红花；湿加白术、羌活；气加木香、槟榔；食积加山楂、砂仁。（《万病回春·卷二·郁证》）

（三）越鞠丸

【组成】神曲（炒）　香附（童便浸一宿）　苍术（米泔浸）　川芎山栀（炒）各等份

【制法】上为细末，水丸绿豆大。

【服法】每服五六十九，空心温水送下。

【功效】解诸郁火、化痰气、开胸膈。（《万病回春·卷二·郁证》）

（四）加味越鞠丸

【组成】苍术（米泔浸，姜汁炒）一两　抚芎一两　香附（童便浸三日，炒）一两　神曲（炒）一两　栀子（炒）五钱　陈皮（去白）一两　白术（去芦，炒）三两　黄连（酒炒）一两　山楂（去子）二两　白茯苓（去皮）一两　萝卜子（炒）五钱　连翘五钱　枳实（麸炒）一两　当归（酒洗）一两　广木香五钱

【制法】上为末，姜汁打稀糊为丸，如梧子大。

【服法】每服五六十丸，食后，白汤送下。

【功效】开胸膈，思饮食，行气消积散热。

【主治】解诸郁火痰气。（《寿世保元·卷二·郁证》）

（五）越鞠二陈丸

【组成】苍术（米泔浸）　山栀子（炒黑）　南芎　神曲（炒）　香附（童便炒）　山楂肉　陈皮　半夏（姜汁炒）　白茯苓（去皮）　海石　南星　天花粉各二两　枳壳（去瓤麸炒）一两五钱　甘草炙五钱

【制法】上共为细末，滚水和成丸，如梧子大。

【服法】每用二钱，食后用萝卜汤或姜汤、清茶任下，食后服。

【主治】气湿痰热血食六郁，此宽脾快膈之药也。（《寿世保元·卷二·郁证》）

（六）解郁调胃汤

【组成】白术一钱　陈皮（盐水洗）一钱　白茯苓（去皮）一两　归尾（酒洗）一钱二分　赤芍（酒浸）八分　川芎六分　生地黄（酒洗，姜汁拌，晒）八分　香附米八分　神曲（炒）七分　栀子仁（盐水炒）一钱二分　麦芽（炒）七分　桃仁（去皮）四两　生甘草四分

【煎服法】上剉一剂，生姜三片，水煎热服。

【主治】胃脘血液耗损，痰火内郁，水浆易下而食物难消，若

噎膈之症，或气分之火壅遏于中而时作刺痛者，皆由怒、忧、思、虑、劳心所致也。

【加减】若胸膈刺痛，加姜黄酒炒八分；若胸噎闷，加枳壳麸炒七分；胸内烦热，加黄连六分；大便不利，加酒蒸大黄二钱二分；有痰加半夏姜汁炒八分，去地黄；饮食不美，去地黄，加白术五分；呕吐，加藿香一钱，去地黄、川芎、桃仁。（《万病回春·卷二·郁证》）

二、顺气开郁

市香调气散

【组成】木香（另研）五分　乌药　香附　枳壳（麸炒）　青皮（去）各一钱　砂仁五分　厚朴（姜炒）　陈皮各一钱　官桂二分　抚芎　苍术（米泔浸）各一钱　甘草三分

【煎服法】上剉一剂，生姜三片，水煎，磨木香同服。

【主治】气郁证。（《万病回春·卷二·郁证》）

三、活血解郁

当归活血汤

【组成】当归　芍药　抚芎　桃仁（去皮尖）各一钱　红花五分　牡丹皮　香附　乌药　枳壳（去瓤）　青皮各三分　官桂　干姜（炒黑）　甘草各三分

【煎服法】上剉一剂，生姜一片，水煎服。

【主治】血郁证。血郁者，能食、便红，或暴吐紫血、病不移处，脉数涩也。

【加减】血结硬痛加大黄。（《万病回春·卷二·郁证》）

四、消食开郁

香砂平胃散

【组成】苍术（米泔制）　厚朴（姜汁炒）　陈皮各二钱　香附（童便炒）一钱　砂仁五分　枳壳（麸炒）　山楂（去子）　麦芽（炒）　神曲（炒）　干姜各三分　木香五分　甘草三分

【煎服法】上剉一剂，生姜三片，萝卜子一撮，水煎，磨木香同服。

【主治】食郁证。食郁者，嗳气作酸、胸腹饱闷作痛、恶食不思，右关脉紧盛也。

【加减】食郁久成块去干姜、加大黄。（《万病回春·卷二·郁证》）

五、 化痰开郁

栝楼枳壳汤

【组成】栝楼（去壳） 枳实（麸炒） 桔梗 抚芎 苍术（米泔浸） 香附 杏仁（去皮尖） 片芩（去朽） 贝母（去心）各一钱 砂仁五分 陈皮一钱 木香（另研）五分

【煎服法】上剉一剂，生姜三片，水煎，入竹沥、姜汁少许，磨木香调服。

【主治】痰郁症。痰郁者，动则喘满气急，痰嗽不出、胸胁痛、脉沉滑也。（《万病回春·卷二·郁证》）

六、 清热散郁

火郁汤

【组成】山栀 柴胡 干葛 抚芎 白芍 连翘 地骨皮各一钱 甘草三分

【煎服法】上剉一剂，水煎服。

【主治】火郁症。热郁者，即火郁也，小便赤涩、五心烦热、口苦舌干、脉数也。（《万病回春·卷二·郁证》）

七、 化湿解郁

渗湿汤

【组成】苍术（米泔制） 白术（去芦） 茯苓各一钱半 陈皮一钱 泽泻一钱 猪苓一钱 香附 抚芎 砂仁 浓朴（去皮）各七分 甘草三分

【煎服法】上剉剂，生姜一片、灯草一团，水煎服。（《万病回春·卷二·中湿》）

【主治】一切湿症。（《万病回春·卷二·中湿》）

伤食

第十八章

第一节 概 述

[症状表现]

伤食者，只因多餐饮食，脾虚运化不及，停于胸腹，饱闷恶心、恶食不食、嗳气作酸、下泄臭屁，或腹痛吐泻，重则发热头疼，左手关脉平和、右手关脉紧盛，是伤食也。初起一吐即宽；若郁久不化，成食积也。（《万病回春·卷之二·饮食》）

脾胃俱实，能食而肥，过时不饥，多食不伤也；脾胃俱虚，不食而瘦，与食则减食，不与食则不思，饥饱不知也。食少而肥者，虽肥则四肢不举，盖脾因邪胜也；食多而瘦者，胃伏火邪于气分则能食，虽多食而不能生肌肉也。（《万病回春·卷之二·饮食》）

脉：气口脉紧盛为伤食，食不消化，浮滑而痰。一云：五味淡薄，令人神爽气清。盖酸多伤脾，咸多伤心，苦多伤肺，甘多伤肾，辛多伤肝，尤忌生冷硬物。（《万病回春·卷之二·饮食》）

[病因病机]

东垣云：胃中元气盛，则能食而不伤，过时而不饥。脾胃俱旺，则能食而肥也；脾胃俱虚，则不能食而瘦。或少食而肥，虽肥而四肢不举，盖脾实而邪气盛也，又有善食而瘦者，胃伏火邪于气

分也，则能食，脾虚则肌肉削，即食亦也。(《寿世保元·卷二·饮食》)

凡以饮食，无论四时，常令温暖，夏月伏阴在内，暖食尤宜。不欲苦饱，饱则筋脉横解，肠澼为痔，因而大饮，则气乃暴逆。养生之道，不欲食后便卧，及终日稳坐，皆能凝结气血。(《寿世保元·卷二·饮食》)

食过多，则结积，饮过多，则成痰癖，故曰"大渴不大饮，大饥不大食"，恐血气失常，卒然不救也。荒年饿莩，饱食即死，是验也。嗟乎！善养生者养内，不善养生者养外。养内者，以恬脏腑，调顺血脉，使一身之流行冲和，百病不作；养外者，恣口腹之欲，极滋味之美，穷饮食之乐，虽肌体充腴，容色悦泽，而酷烈之气，内蚀脏腑，精神虚矣，安能保合太和，以臻遐龄！《庄子》曰：人之可畏者，衽席饮食之间，而不知为之戒，过也，其此之谓乎。人知饮食所以养生，不知饮食失调，亦以害生，故能消息，使适其宜，是故贤哲防于未病。(《寿世保元·卷二·饮食》)

节调饮食说：夫脾者，阴气也。静则神藏，燥则消亡，饮食自倍，肠胃乃伤。谓食物无务于多，贵在能节，所以保和而遂颐养也。若贪多务饱，饫塞难消，徒损暗伤，以招疾患。盖食物饱甚，耗气非一，或食不下而上涌呕吐以耗灵源；或饮不消而作痰咯唾以耗神水；大便频数而泄，耗谷气之化生；溲便滑利而浊，耗源泉之浸润。(《万病回春·卷之二·饮食》)

夫小儿伤食，皆因乳哺不节，过食生冷坚硬之物，脾胃不能克化，积滞中脘，外为风寒所搏，或因夜卧失盖，以致头痛身热，面黄，目胞微肿，腹痛胁胀，足冷肚热，喜睡神昏，不思饮食，或恶食，或恶心，或呕或哕，或口嗳酸气，或大便败卵臭，或气短痞闷，或胃口作痛，或心下痞满，按之则痛，此皆为陈积所伤也。若内停于食，或外又感寒邪者，则人迎、气口俱紧盛，头痛恶寒拘急，兼前等症。葛氏曰：乳者，奶也，哺者，食也，乳后不可与食，食后不可与乳。缘小儿脾胃怯弱，乳食易伤，难于消化，初则成积，久则成癖成疳，变为百病，可不慎乎！(《寿世保元·卷八·

伤食》)

大抵饮食不进，以脾胃之药治之，多不效者，亦有说焉。人之有生，不善摄养，房劳过度，真阳衰败，坎火不温，不能上蒸脾土，冲和失布，中州不运，是致饮食不进，胸膈痞塞，或不食而胀满，或已食而不消，大便泄溏，此皆真火衰弱，不能蒸蕴脾土而然。古云：补肾不若补脾，予谓补脾不若补肾，肾气若壮，丹田之火，上蒸脾土，脾土温和，中焦自治，则能饮食矣。今饮食进少，且难消化，属脾胃虚寒，盖脾胃属土，乃命门火虚，不能生土而然，不宜补脾胃，当服八味丸，补火生土也。(《寿世保元·卷二·饮食》)

[治则治法]

夫食者，谓谷肉菜果之物也。经云：阴之所生，本在五味，阴之五宫，伤在五味。谷肉菜果，口嗜而欲食之，心自裁制，勿使过焉，则不伤其正矣。或有伤于食者，必先问其人，或因喜食而多食之耶？或因饥饿而急食之耶？或因人勉强劝而强食之耶？或因病后宜禁之物，而误食之耶？如因喜食得之，当先和其胃气，胃气素强，损谷自愈，消导耗气之药，不必服也。如因饥饿得之，当先益其胃气，胃气强，所伤之物自消导矣，宜香砂养胃汤主之。如因勉强劝而得之，宜行消导之剂，百消丸主之。若因病后得之，当以补养为主，宜参苓白术散主之。(《寿世保元·卷二·饮食》)

其所伤之物，有寒热之不同，所伤之人，有强弱之各异，主治之法，无一定也。所谓热物者，如膏粱辛辣厚味之物是也，谷肉多有之，寒物者，水果瓜桃生冷之物是也，菜果多有之。治热以寒，大黄、牵牛是也，治寒以热，丁香、巴豆是也。如以热攻热，以寒攻寒，则食虽去，药毒犹存，胃气重伤，祸不旋踵矣。故伤热物者，三黄枳术丸，甚则利气丸导之，伤冷物者，香砂养胃汤，甚则万亿丸通之，如冷热不调者，备急丹主之。(《寿世保元·卷二·饮食》)

食后常以手摩腹数百口，仰面呵气数百口，趑趄缓行数百步，谓之消化。食后便卧，令人患肺气、头风、中痞之疾，盖营卫不通，气血凝滞故尔。食讫当行步踌躇、有所作为，乃佳。语曰：流水不腐，户枢不蠹，以其动然也。食饱不得速步走马，登高涉险，恐气满而激，致伤脏腑。不欲夜食，脾好音声，闻声即动而磨食，日入之后，万响俱绝，脾乃不磨，食之即不消，不消即损胃，损胃即翻，翻即不受谷气，谷气不受，即坐卧袒肉操扇，此当毛孔尽开，风邪易入，感之令人四肢不遂。不欲极饥而食，食不可过饱，不欲极渴而饮，饮不可过多。(《寿世保元·卷二·饮食》)

伤食过饱损脾胃，恶食咽酸嗳臭气。胸痞发热及憎寒，轻可消化重则利。(《种杏仙方·卷一·伤食》)

第二节　治疗处方

一、散寒解表

(一) 行气香苏散

【组成】紫苏一钱　陈皮二钱　香附二钱　乌药二钱　川芎一钱五分枳壳一钱　羌活二钱　麻黄五分　甘草一钱

【煎服法】上剉，生姜煎服。

【主治】内伤生冷饮食，厚味坚硬之物，肚腹胀满疼痛，外感风寒湿气，头疼身热憎寒，遍体骨节麻木疼痛，七情恼怒相冲，饮食不下，心腹气痛。

【加减】外感风寒头痛，加葱白三根。内伤饮食，加山楂二钱、神曲二钱，去麻黄。因湿，加苍术二钱。(《寿世保元·卷二·饮食》)

(二) 太和丸

【组成】紫苏　陈皮　香附　羌活　苍术　川芎　枳壳　山楂神曲 (炒)　麦芽 (炒)　甘草 (炙)

【煎服法】生姜三片，水煎温服。

【主治】内伤乳食，肚腹胀痛，外感风寒，头痛恶寒发热。(《寿世保元·卷八·伤食》)

二、消食导滞

（一）枳实大黄汤

【组成】枳实　厚朴（去皮）　大黄　槟榔　甘草

【煎服法】上剉一剂，水煎，空心热服。以利为度，不可再服。

【主治】治胸腹有食积，大便不通者。

【加减】腹痛甚加木香。（《万病回春·卷之二·饮食》）

（二）备急丹

【组成】大黄　巴豆（去壳）　干姜各一两

【煎服法】上为细末，炼蜜为丸，如梧桐子大，每服三丸，温水送下。若卒中客忤，心腹胀满，卒痛如锥，气急口噤，停尸卒死者，用热酒灌下，以腹中鸣转，即吐下，立效。

【主治】胃中停滞寒冷之物及疗心腹诸卒暴痛，并胀满不快。（《寿世保元·卷二·饮食》）

（三）消滞丸

【组成】黑牵牛（煅，取头末）二两　香附米（炒）　五灵脂各一两

【煎服法】上为细末，醋糊为丸，如绿豆大。每服二三十丸，食后生姜汤下。

【功效】消酒、消食、消水、消气、消痞、消胀、消肿、消积、消痛。此药消而不见，响而不动，药本寻常，其功甚捷。（《万病回春·卷之二·饮食》）

（四）沉香化滞丸

【组成】沉香五钱　蓬术（醋炒）三两　香附（炒）　陈皮各一两　木香　砂仁　藿香　麦芽（炒）　神曲（炒）　甘草（炙）各一两

【煎服法】上为细末，酒糊为丸，如绿豆大。每服五十丸，空心沸汤下。

【功效】消积滞、化痰饮、去恶气、解酒积、中满呕哕恶心。（《万病回春·卷之二·饮食》）

（五）消食饼一

【组成】莲肉（去皮）　山药（炒）　白茯苓（去皮）　神曲（炒）

麦芽（炒） 扁豆（炒）

【煎服法】 上各等份为末，每四两入面一斤，水同和，烙焦饼用。用此焦饼，令常服之。

【主治】 治小儿时常伤食，皮黄肌瘦、肚大腹胀。（《万病回春·卷之七·伤食》）

（六）消食饼二

【组成】 莲肉（去皮） 山药 白茯苓（去皮） 芡实（去壳，炒）神曲（炒） 麦芽（炒） 扁豆（炒） 山楂（去子）

【煎服法】 上各等份为末，每四两，入白面一斤，水同和，烙焦饼用。用此焦饼，令常食之。

【主治】 小儿时常伤食，皮黄肌瘦，肚大腹胀。（《寿世保元·卷八·伤食》）

（七）消食丸（又名消乳丸）

【组成】 砂仁 陈皮 三棱（炒） 神曲（炒） 麦芽（炒）各五钱香附（炒）一两 白术（炒）五钱

【煎服法】 上为末，面糊为丸，如麻子大。食后白汤送下，大小加减。

【主治】 治小儿宿食不消。（《万病回春·卷之七·伤食》）

（八）消导平胃散

【组成】 苍术（米泔制） 陈皮 厚朴（姜汁炒） 神曲（炒） 麦芽（炒） 枳实（麸炒） 香附米 甘草

【煎服法】 姜、枣水煎，温服。

【主治】 饮食所伤，胸膈痞闷，肚腹疼痛。

【加减】 伤肉食加山楂，腹痛加莪术，恶心加砂仁，有痰加半夏，伤酒加姜炒黄连、干葛。（《鲁府禁方·卷一·伤食》）

（九）内消散

【组成】 陈皮 半夏（姜制） 白茯苓（去皮） 枳实（去瓤，麸炒） 山楂肉 神曲（炒） 砂仁 香附 三棱 莪术 干生姜

【煎服法】 上到一剂，水煎温服。

【主治】过食寒硬之物，食伤太阴，或呕吐痞满胀痛，属冷积者。(《万病回春·卷之二·饮食》)

（十）神仙万亿丸

【组成】朱砂（透明镜面者佳）　巴豆（去壳并心膜）　寒食面（于清明前一日名寒食，用白面不拘多少，好酒和面一块包细干面在内，蒸熟听用）

【制法】上各五钱，先将朱砂研细，以入巴豆，又研极细，却将寒食面去包皮，取内细面，用好酒打成膏，蒸熟药内，仍又同研百余下为丸，如黍米大。(《万病回春·卷之八·通治》)

【服法】每服三五丸，看人大小，加减用之。

【主治】伤食百病。小儿乳食生冷所伤，发热肚胀诸症。(《万病回春·卷之七·伤食》)

【加减】各随症用引于后：感冒风寒发热，姜葱煎汤下，出汗；内伤饮食生冷，茶下；心痛，艾醋汤下；腹痛，淡姜汤下；霍乱吐泻，姜汤下；赤痢，茶清下；白痢，姜汤下；赤白痢疾，姜茶汤下；疟疾作寒，姜汤下；心膨胀，姜汤下；伏暑伤寒，冷水下；诸虫作痛，苦楝根皮汤下；小便不通，灯心汤下；积聚发热，茶清下；大便闭结，茶清下；急慢惊风，薄荷汤下；咳嗽痰喘，姜汤下。(《万病回春·卷之八·通治》)

三、益气健脾

（一）香砂六君子汤

【组成】香附一钱　砂仁五分　人参五分　白术一钱　茯苓（去皮）　半夏（姜制）　陈皮各一钱　木香五分　白豆蔻　厚朴（姜汁炒）一钱　益智仁　甘草（炙）各五分

【煎服法】上剉一剂，姜枣煎服。

【主治】治脾虚不思饮食，食后到饱。饮食不化到饱者，脾虚也。

【加减】胃口恶寒、呕吐不止去木香、益智仁，加丁香、藿香，名藿香安胃汤。(《万病回春·卷之二·饮食》)

（二）香砂养胃汤

【组成】人参七分　白术（去芦，炒）一钱　白茯苓（去皮）　香

附（炒） 砂仁 苍术（米泔水浸，炒） 厚朴（姜汁炒） 陈皮各八分
白豆蔻（去谷）七分 木香五分 甘草（炙）二分

【煎服法】上剉，姜、枣煎服。

【主治】脾胃虚弱，不思饮食，口不知味，胸腹痞胀疼痛等症。

【加减】脾胃虚寒，加干姜、官桂。胃热，加姜汁炒黄连、栀子（炒）。肉食不化，加山楂、草果。米粉面食不化，加神曲、麦芽。生冷瓜果不化，加槟榔、干姜。胸腹饱闷，加枳壳、萝卜子、大腹皮。伤食胃口痛，加木香、枳实、益智仁。伤食泄泻，加干姜、乌梅、白术。伤食恶心呕吐，加藿香、丁香、半夏、乌梅、干姜。吐痰，加半夏。（《寿世保元·卷二·饮食》）

（三）保婴丸

【组成】人参三钱 白术（去芦）五钱 橘红（刮净）五钱 白茯苓（去皮）四钱 甘草（炙）二钱 青皮（去瓤）三钱 砂仁二钱半木香二钱五分 山药五钱 莲肉（去皮心）三钱 使君子（去壳）三钱山楂肉三钱 六神曲（炒）三钱

【制法】上共为细末，用生荷叶包粳米炒熟，去荷叶，将米杵烂，以青布扭出，更煮成糊为丸。

【服法】如麻仁大，第二十五丸，或三十五丸至五十丸，陈米炒熟煎汤，不拘时服。

【功效】健脾胃，进饮食，消积滞，杀疳虫，长肌肉，乃保婴第一方也。（《寿世保元·卷八·伤食》）

（四）启脾丸

【组成】人参 白术（去芦炒） 白茯苓 山药 莲肉（去心皮）各一两 山楂肉 陈皮 泽泻 甘草（炒）各五钱

【制法】上为末，炼蜜为丸，如绿豆大。

【服法】每服三四十丸，空心米汤送下。

【功效】消食止泄，止吐消疳，消黄消胀，定肚痛，益元气，健脾胃。

【主治】小儿常患伤食诸疾，服之立愈。（《寿世保元·卷八·

伤食》）

（五）太和丸

【组成】人参（去芦）五钱　白术（去芦，土炒）四两　白茯苓（去皮）半两　陈皮一两　半夏（面炒）二两二钱　枳实（麸炒）一两　黄连（姜汁炒）一两　当归（酒洗）一两　山楂（蒸，去子）一两　木香五钱　白芍（酒炒）一两半　香附（童便炒）一两　神曲（炒）一两半　麦芽（炒）一两半　白豆蔻（去壳）一两三钱　龙眼肉一两三钱　大粉草（炙）七钱

【制法】上为末，荷叶一个煎汤，打仓米糊为丸，如梧桐子大。

【服法】每服百丸，不拘时，米汤送下。

【功效】补气生血、健脾养胃、开胸快膈、清郁化痰、消食顺气、平和调理之剂。调理脾胃者，医中之王道也。

【主治】元气脾胃虚损，不思饮食、肌体羸瘦、四肢无力、面色痿黄。（《万病回春·卷之二·饮食》）

四、理气健脾

（一）香砂平胃散

【组成】香附（炒）一钱　砂仁七分　苍术（米泔制，炒）一钱　陈皮一钱　甘草五分　枳实（麸炒）八分　木香五分　藿香八分

【煎服法】上剉一剂，姜一片，水煎服。

【主治】治伤食。饮食自倍者，脾胃两伤也。

【加减】肉食不化加山楂、草果；米粉面食不化加神曲、麦芽；生冷瓜果不化加干姜、青皮；饮酒伤者加黄连、干葛、乌梅；吐泻不止加茯苓、半夏、乌梅，去枳实。（《万病回春·卷之二·饮食》）

（二）健脾丸

【组成】枳实（麸炒）一两　白术（麸炒）三两　陈皮二两　神曲（炒）一两　木香五钱　半夏（姜制）　黄连（炒）　黄芩（炒）　厚朴（姜制）　当归（酒洗）　香附子（去毛）　大麦芽（炒）　白芍（酒炒）　白茯苓（去皮）各一两　川芎五钱

【制法】上为细末，用荷叶煮，糯米糊丸，如桐子大。

【服法】每服四五十丸，食后白米汤下。（《鲁府禁方·卷一·伤食》）

（三）理气健脾丸

【组成】白术（去芦，炒）六两　白茯苓（去皮）三两　陈皮（洗）二两　半夏（泡，姜汁炒）三两二钱　当归（酒洗）六两　黄连（姜汁炒）三两　枳实（麸炒）一两五钱　桔梗（炒）一两五钱　神曲（炒）二两五钱　山楂肉（去子）一两八钱　香附（童便炒）二两　木香五钱　甘草（炙）二两

【煎服法】上为细末，荷叶一块，煎汤，下大米，煮粥为丸，如梧桐子大，每服八十丸，食后白汤下。

【主治】脾胃虚弱，不思饮食，呕吐泄泻，胸痞腹胀噎膈，并虚劳咳嗽吐痰，大便频数或腹痛等症，寻常无病之人服之，百病皆除。

【加减】如元气虚弱，加黄芪（蜜炙）二两、人参一两、怀山药二两、莲肉（去心，炒）二两。如泄泻，去桔梗，加白芍（煨）二两。（《寿世保元·卷二·饮食》）

（四）大补枳术丸

【组成】白术（去芦，炒）一两　陈皮（去白）一两　枳实（麸炒）一两　黄连（姜汁炒）五钱　黄芩（醋炒）五钱　黄柏（青盐水炒）一两　白茯苓（去皮）五钱　贝母（去心）八钱　神曲（炒）五钱　山楂（去核）五钱　麦芽（炒）五钱　砂仁三钱　香附（醋炒）三钱

【制法】上为细末，荷叶煎汤，下粳米，煮稀粥，同药捣和为丸，如梧桐子大。

【服法】每服一百丸，服法食后，姜汤送下，有热，茶清送下，服后饮食自然多进。

【主治】人禀素弱，脾胃虚怯，上焦有火，有痰，有郁气，有食积，胸中不快，饮食少思。人之精血，皆因谷气而生，盖脾乃肺之母，母实乃消化之，气下降，何痰之有。（《寿世保元·卷二·饮食》）

（五）葛花解醒汤

【组成】白豆蔻　砂仁　葛花各五钱　木香五分　青皮三分　白茯苓　陈皮　猪苓　人参各一钱半　白术　神曲（炒）　泽泻　干生姜各二钱

【服法】上为末和匀，每服三钱，白汤调下。但得微汗，酒病去矣。

【主治】饮酒太过，呕吐痰逆、心神烦乱、胸膈痞塞、手足战摇、饮食减少、小便不利。

【方论】此盖不得已用之，岂可恃赖日日饮酒耶？是方气味辛温，偶因酒病，服之则不损元气，何者敌酒病故也。若频服之，损人天年也。

五、 验方

一治过食寒硬冷物，食伤太阴厥阴，或呕吐、痞满、肠澼。陈皮、半夏、茯苓各三钱，枳实一钱，山楂二钱，神曲（炒）二钱，干生姜一钱，砂仁六分，三棱一钱，莪术一钱，上剉，生姜煎服。（《寿世保元·卷二·饮食》）

一治，过食热物，煎炒厚味，有伤太阴厥阴，呕吐痞胀，或泻利者。青皮、陈皮、枳实（炒）、白术（炒）、白芍（炒）、黄连（姜炒）、山楂肉、麦芽（炒）各一钱，大黄（酒蒸）一钱五分，甘草三分，上剉，水煎温服。（《寿世保元·卷二·饮食》）

一论，中气虚损，脾胃怯弱，饮食不下，或泻或利，有调胃实肠之功。用大鲫鱼，去肠，洗净，入蒜五六瓣于内，用纸包，水湿，火煨熟，去蒜食鱼，日二三次，自然进食。又治膈噎，食不下。（《寿世保元·卷二·饮食》）

千金肥儿饼：小儿无病，日常食三五饼，可防患于未然，妙不可言。婴儿恒缺乳，饮食不消停，脾胃一伤损，吐泻两相并。痰嗽加咳喘，热积致疳惊，面黄肌瘦削，腹胀肚青筋。赤子焦啼叫，慈母苦伤情。吾心怀忧切，家莲子茯苓，芡实干山药，扁豆薏苡仁，以上各四两，神曲麦芽陈，人参使君子，山楂国老并，六味每二两，白糯米二升，药米均为末，布裹甑内蒸，白糖二斤半，调和饼即成，每食二三饼，诸病即安宁。肥儿王道药，价可拟千金。(《寿世保元·卷八·伤食》)

一论，小儿伤食，肚大腹胀，用做酒小曲一枚，为末，打入鸡子一个，调匀，入盐少许，蒸熟食之，每早服一次，可数次而愈。(《寿世保元·卷八·伤食》)

一治小儿食积，腹痛膨胀，肚硬青筋。黑丑（半生半炒）、槟榔各三钱，木香五分。上为细末，每服五分，黑砂糖调入滚水服，立消。(《寿世保元·卷八·伤食》)

治一切酒食停积，胀满不消。用盐花擦牙齿，温水漱下，不过三次，如汤泼雪，即时宽肠通快也。(《种杏仙方·卷一·伤食》)

一方，治食肉太多不化，腹胀发热。用山楂（去核）一两，水煮，先饮汤后食山楂。(《种杏仙方·卷一·伤食》)

一方，治食糍粽过多，胸膈停滞一块，作痛塞闷。用酒曲一块，烧存性，为末，黄酒调服。(《种杏仙方·卷一·伤食》)

一方，治食生冷伤脾。用砂仁煎汤常服。(《种杏仙方·卷一·伤食》)

一方，治酒食过饱。用青皮二两，炒葛根一两，砂仁五钱为末。每一二钱，茶调服。消食、化气、醒酒。不拘时服。(《种杏仙方·卷一·伤食》)

一方，治食狗肉不消，心下坚或胀，口干，忽发热，妄语。用杏仁，去皮，水浓煎，去渣服，下肉为度。(《种杏仙方·卷一·伤食》)

一方，治酒醉不醒。捣葛根，绞取汁一二盏服之。或干葛水煎服，亦可。(《种杏仙方·卷一·伤食》)

一方，治脾胃气弱，食不消化，呕逆反胃，汤饮不下。用宿米半升捣末，水丸如梧桐子大，煮熟，入盐少许，空心和汁吞下。日再服。(《种杏仙方·卷一·伤食》)

一方，平人常服，治痞，消食强胃。白术二两，枳实（麸炒）一两，为细末，荷叶一掌大，煎汤煮粥为丸，如梧桐子大。每服五

十丸，不拘时，白汤下。(《种杏仙方·卷一·伤食》)

第三节　医案例举

一、散寒理气案

一人患因房劳后，吃红柿十数枚，又饮凉水数碗，少顷，又食热面数碗而心腹大痛。予诊六脉沉微而气口稍大，此寒热相搏而致也。以附子、干姜、肉桂、枳实、山楂、神曲、莪术、香附一服立止。后浑身发热，又以小柴胡汤一剂而安。(《万病回春·卷之二·饮食》)

二、消食导滞案

一人腊月赌食羊肉数斤，被羊肉冷油冻住，堵塞在胸膈不下，胀闷而死。诸医掣肘。余见六脉俱有，用黄酒一大坛，温热入大缸内，令患人坐于中，众手轻轻乱拍胸腹背心，令二人吹其耳，及将热烧酒灌之，次服万亿丸，得吐泻而愈。(《万病回春·卷之二·饮食》)

三、益气健脾案

一小儿，因停食腹痛，服峻利之药，后患疟，日晡而作，此元气下陷，以补中益气汤治之。(《寿世保元·卷八·伤食》)

一人，善饮酒，泄泻腹胀，吐痰作呕口干。此脾胃之气虚，先用六君子加神曲止呕，再用益气汤加茯苓、半夏泄胀，亦愈。此症若湿热壅滞，当用葛花解醒汤分消其湿，湿既去而泻未已，须用六君子加神曲，实脾土，化酒积。然虽为酒而作，实因脾土虚弱，不能专主湿热。(《寿世保元·卷二·饮食》)

一小儿伤寒呕吐、发热面赤。服消导清热之剂，饮食已消，热亦未退。余以为胃经虚血，用六君、升麻、柴胡，四剂而痊。(《万病回春·卷之七·伤食》)

一小儿十四岁。伤食发热，服消导丸，胸腹膨胀、发热作渴，此脾气复伤也。先用四君、升麻、柴胡，饮食渐进；用补中益气汤而愈。后因劳心发热少食，用四物、升麻、柴胡而愈。（《万病回春·卷之七·伤食》）

一小儿伤食发热、抽搐、呕吐、喘嗽，属脾肺虚、气虚有热，用六君、炒黑黄连、栀子而愈。（《万病回春·卷之七·伤食》）

方剂索引

（按笔画排序）